Wolf-Dieter Fischer

Bewegt gesund –
Innen und außen im Gleichgewicht

Therapeutisches Bewegungszentrum
der Waldburg-Zeil Kliniken

Allgäuer Zeitungsverlag

Herausgeber: Waldburg-Zeil Kliniken

Autor: Wolf-Dieter Fischer
Titelbild: Fotolia
Fotos: Fotolia
Abbildungen: Fotolia/AZ Druck
Umschlagsgestaltung: AZ Druck und Datentechnik GmbH, Kempten

ISBN: 978-3-88006-321-1

Erstauflage
© 2014 Allgäuer Zeitungsverlag GmbH, Kempten
www.all-in.de

Gesamtherstellung:
AZ Druck und Datentechnik GmbH,
Heisinger Str. 16, 87437 Kempten
www.az-druck.de

Printed in Germany

Inhaltsverzeichnis

Inhaltsverzeichnis 5

1. Vorwort 8

2. Einführung und Grundlagen 11
   Konzentrative Bewegungstherapie (KBT) 12
   Menschliche Grundbedürfnisse 13
   Das Salutogenese Modell 17
   Ressourcenorientierung 18
   Internationale Klassifikation der Funktionsfähigkeit,
   Behinderung und Gesundheit (ICF) 20

3. Hinweise zu den Übungseinheiten 23
   Zielgruppen 24
   Inhalt der Übungseinheiten 25
   Organisation der Übungseinheiten 27
   Tipps für die Therapeuten 28
   Nutzer und Nutzung der Übungseinheiten 30

4. Übungssammlung 33

A Körperliches Wohlbefinden 34
   A1 Gehen 35
       Übung A1.1 „3000 Schritte gehen" 35
       Übung A1.2 „Walking" 35
       Übung A1.3 „Herz-Kreislauf-Test" 36
   A2 Entspannung 38
       Übung A2.1 „Stille" 38
       Übung A2.2 „Atmung" 39
       Übung A2.3 „Fingerübung" 39
   Zusatz zu A1 Gehen 41
       Übung A1.4 „Auf der Bühne gehen" 41
       Übung A1.5 „Nebeneinander gehen" 42
       Übung A1.6 „Stimmungsgehen" 42

B Psychisches Wohlbefinden 44
   B1 Platz 45
       Übung B1.1 „Wahrnehmung" 45
       Übung B1.2 „Alltagsplatz" 46
       Übung B1.3 „Lieblingsplatz" 47

B2 Geben und Nehmen.. 49
    Übung B2.1 „Händegeben"... 49
    Übung B2.2 „Ist und Soll" 50
    Übung B2.3 „Lob".. 51
B3 Hetze und Hektik 53
    Übung B3.1 „Sekundengang"... 53
    Übung B3.2 „Stehenbleiben"... 54
    Übung B3.3 „Körpersignal" 55
B4 Einschätzen 57
    Übung B4.1 „Zeit".. 57
    Übung B4.2 „Gegenüber" 58
    Übung B4.3 „365 Tage".. 59

C   Soziales Wohlbefinden... 60
C1 Wünsche.. 61
    Übung C1.1 „Menschen" 61
    Übung C1.2 „Grundbedürfnisse"...................................... 62
    Übung C1.3 „Hobbies" 63
C2 Führen... 64
    Übung C2.1 „Fingerzeig" 64
    Übung C2.2 „Gegenstände" 65
    Übung C2.3 „Ansage".. 66
C3 Gruppe.. 68
    Übung C3.1 „Kennenlernen".. 68
    Übung C3.2 „Geburtstagestellen"..................................... 69
    Übung C3.3 „Schaufenstermotiv" 70
C4 Spielen 71
    Übung C4.1 „Tiger, Samurai, altes Mütterchen".................... 71
    Übung C4.2" Bilder malen".. 72
    Übung C4.3 „Zahlenschreiben".. 73
Zusatz zu B+C „Symbolarbeit".. 75
    Übung Symbolarbeit 1 „Freude"....................................... 75
    Übung Symbolarbeit 2 „Beziehungen" 76
    Übung Symbolarbeit 3 „Zukunft" 78

Fazit zur Übungssammlung 79

5. Abschluss.. 81
Körperliche Aktivität.. 82
Botschaften als Zusammenfassung.. 84
Nachwort... 86
Danksagung 88

6. Literatur.. 91

Hinweis

– Die Bezeichnung **„Patienten"** kann, bezogen auf den Buchtext und die aufgeführten Übungen, immer auch durch **„Teilnehmer"** ersetzt werden.

– Die Bezeichnung „Therapeut" bezieht sich auf alle qualifizierten Bewegungstherapeuten und Kursleiter, die die „Konzentrative Bewegungstherapie" über Aus-, Fort- oder Zusatzausbildungen kennengelernt haben und in Gruppen anleiten können.

– In der Übungssammlung steht die Bezeichnung „Raum" auch für Halle oder sonstige Räumlichkeiten, in denen die 36 Übungen durchgeführt werden können, teilweise auch für die Nutzung im Freien.

– Im vorliegenden Buch wird durchgehend das sogenannte „generische Maskulinum" verwendet. Die männliche Form meint stets Frauen und Männer.

1. Vorwort

Mit dem vorliegenden Buch möchte ich Ihnen eine Kurzanleitung für die persönliche Gesundheit geben, damit Ihr Inneres wie Ihr Äußeres in ein Gleichgewicht kommen und im Gleichgewicht bleiben. Diese erklärt gleichzeitig die praktische Umsetzung all unserer Bewegungsübungen, angelehnt an die Methode der Konzentrativen Bewegungstherapie (KBT). Die Motivation für dieses Buch erwuchs aus den vielen Wünschen von Kollegen, Patienten und Kursleitern nach schriftlichen Unterlagen zu unserem Bewegungskonzept „Bewegt gesund".

Der Titel dieses Buches „Bewegt gesund" ist meiner persönlichen Selbsterfahrung mit der Methode der „KBT" geschuldet. Mein Studium und mein Handeln zum Thema „körperliche Bewegung", mit Inhalten der Funktionsgymnastik, des Ausdauertrainings, der kleinen und großen Spiele und der Entspannungsübungen, wurden durch die KBT mit ihrer anderen Art und Weise der Bewegung entscheidend erweitert. Über ein neues „Bewegt werden" im Kopf und ein aktuelles „Bewegt sein" im Erleben wurde das biopsychosoziale Konzept der Bewegungstherapie im Bewegungszentrum der Waldburg-Zeil

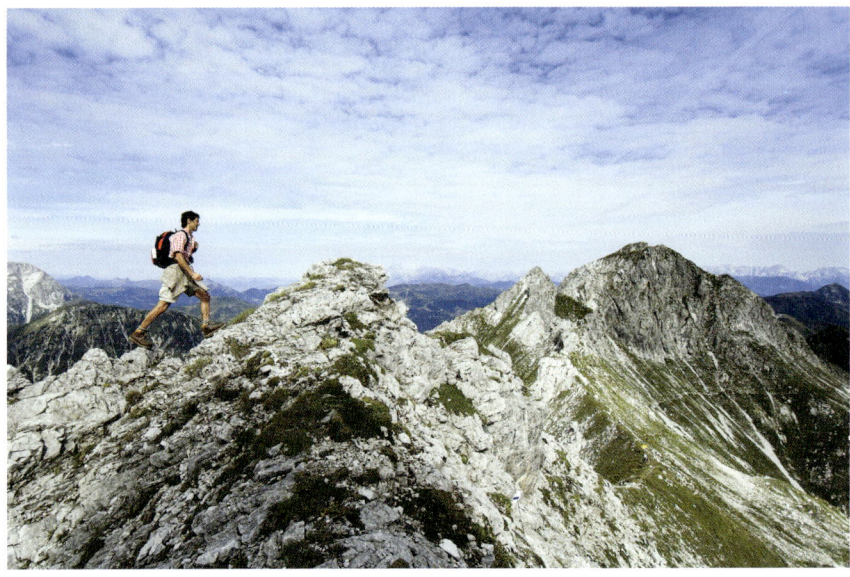

Kliniken erst möglich. Durch die KBT ist mir klar geworden, dass gewünschte und nachhaltige Verhaltensänderungen, angestoßen über eine sinnvolle Bewegungstherapie, nur dann möglich werden können, wenn die ausgewählten Bewegungsangebote ein Wahrnehmen und Bewusstwerden individueller Verhaltensmuster zulassen.

Seit 1986 habe ich Bausteine der KBT in das bewegungstherapeutische Therapieangebot in unserem BWZ indikationsübergreifend integriert. Inzwischen orientiert sich unser gesamtes Therapeutenteam bei allen stationären Therapieeinheiten, ganz gleich ob bei Formen der Funktionsgymnastik, des Ausdauertrainings, des Spielens oder des Entspannens, am „biopsychosozialen" Therapiekonzept. Dieses wird maßgeblich durch die Methode der KBT mitbestimmt. Auch bei unseren ambulanten Gesundheitsangeboten oder bei Seminaren zum betrieblichen

Gesundheitsmanagement, ist der Einsatz ausgewählter Übungen, angelehnt an die KBT, fester Bestandteil unserer Programmgestaltung. Übungen zu „Bewegt gesund" werden heute nicht nur in Isny-Neutrauchburg mit stationären Patienten und ambulanten Gästen durchgeführt. In Fortbildungsveranstaltungen für Bewegungsfachkräfte und Mitarbeiter aus sozialen Einrichtungen wird vor Ort, genauso wie an externen Sport- und Gymnastikschulen, Kliniken und in Betrieben, unser Neutrauchburger Bewegungskonzept vorgestellt.

Diese Erfahrungen habe ich in dem vorliegenden Buch zusammengefasst – für Übungsleiter, Therapeuten, unsere Patienten und Gäste zum Nachlesen, aber für auch jeden an innerer wie äußerer Gesundheit Interessierten.

Isny-Neutrauchburg, im November 2014

Wolf-Dieter Fischer

9

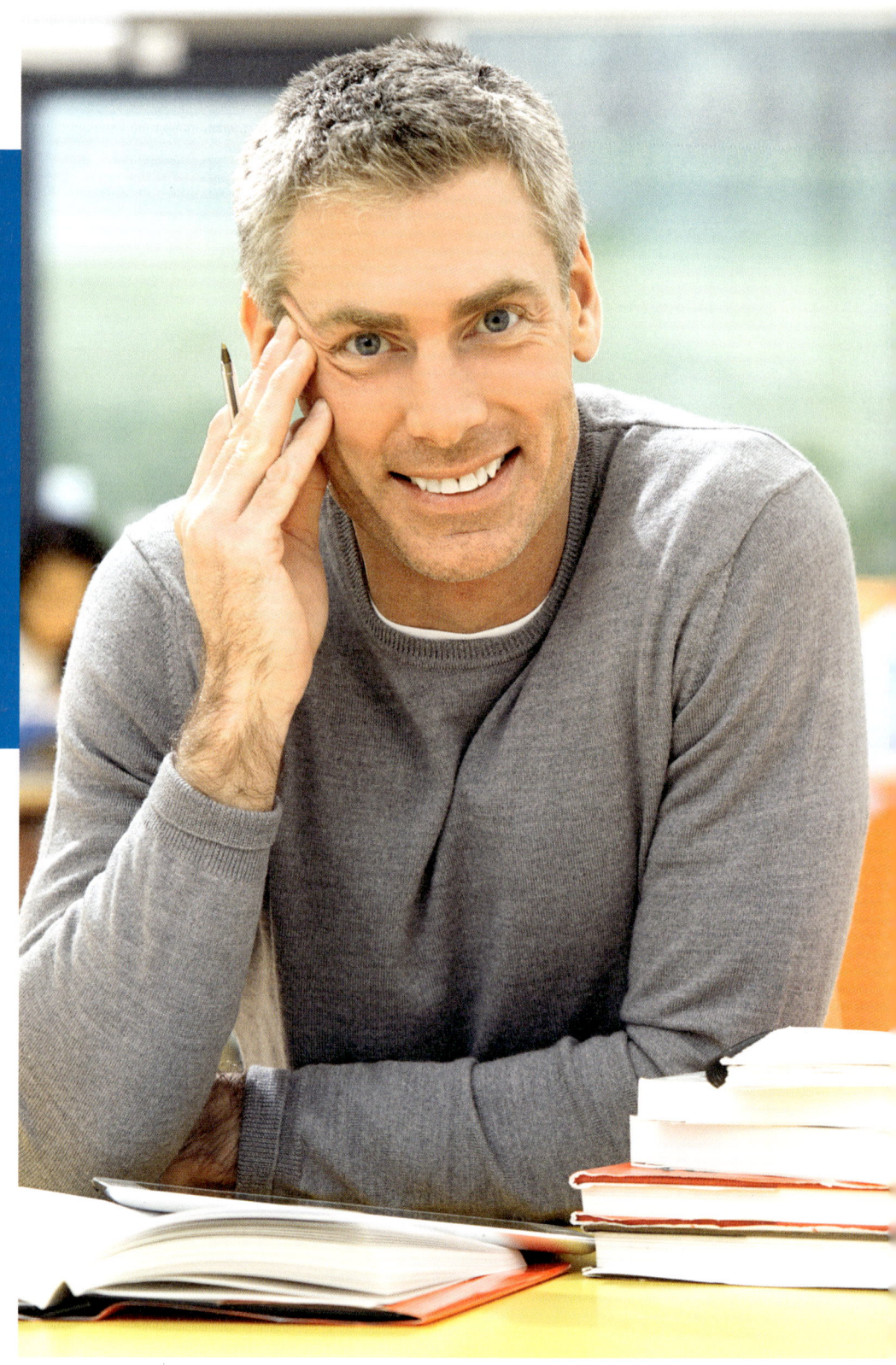

2. Einführung und Grundlagen

2. Einführung und Grundlagen

Das vorliegende Buch trägt den Titel „Bewegt gesund – innen und außen im Gleichgewicht". Dieses Einführungskapitel möchte auf die Grundlagen eingehen, die den inhaltlichen Nährboden für die im Kapitel 4 benannte Übungssammlung mit allen 36 Einzelübungen bilden. In der Übersicht sind es die „KBT", die „menschlichen Grundbedürfnisse", das „Salutogenese-Modell" mit der zugehörigen „Ressourcenorientierung" und abschließend die alles umspannende „Internationale Klassifikation von Funktionsfähigkeit, Behinderung und Gesundheit (ICF)".

Konzentrative Bewegungstherapie (KBT)

Die KBT ist eine körperorientierte psychotherapeutische Methode und wurde erstmalig von Prof. Dr. Helmuth Stolze (1917–2004) auf den Lindauer Psychotherapiewochen 1958 vorgestellt. 1975 gründete Ursula Kost (1919–2013) den „Deutschen Arbeitskreis für KBT" (DAKBT); 2001 gründete sich der EAKBT als europäischer Zusammenschluss internationaler KBT-Arbeitskreise.

In der KBT werden Bewegung und Wahrnehmung als Grundlage des Handelns, Fühlens und Denkens genutzt. Im Bewegen und Wahrnehmen werden Erinnerungen reaktiviert, die im Laufe des Lebens ihren Körperausdruck in Haltung, Bewegung und Verhalten gefunden haben (vgl. DAKBT, 2013). Nach J. Bauer (2002) „gewinnen wir mit der Konzentration auf das Körperliche und das Leibliche durch Bewegung und Wahrnehmung auch Zugang zu unserem unbewussten (impliziten) Gedächt-

nis. Ihm zugeordnet ist das Leibgedächtnis, das alle Erfahrungen, insbesondere die ‚Beziehungs'-Erfahrungen speichert. Indem das Gehirn auf das, was wir in der Welt erleben, fortlaufend mit bioelektrischen und biochemischen Signalen reagiert, verändern wir nicht nur die Nervenzell-Verschaltungen des Gehirns, es verändert sich unser Körper insgesamt. Er wird zum Träger biografischer Daten, dies kommt dann in Haltung, Gestik, Mimik und dem Körpergefühl zum Ausdruck."

In der KBT richten wir die Aufmerksamkeit speziell auf den Körper und damit auf den Träger unserer Lebensgeschichte. Wir lassen Bewegungen aktuell wahrnehmen, die dem Übenden beispielhaft über Gehen, Sitzen, Liegen oder Spielen vertraut sind. Die innerhalb der einzelnen Therapie-Einheiten gewonnenen Erkenntnisse, können durch ein „Handeln auf Probe" zu

Veränderungen im Verhalten oder zu neuen Erlebnisinhalten führen.

Da es in der KBT schwerpunktmäßig um zwischenmenschliche Beziehungen, Gefühle und Bedürfnisse, Erkenntnisse und zugehöriges Handeln geht, aber auch und um die Balance von Tun und Lassen, haben sich dazu spezielle Themen herauskristallisiert, die aus der KBT nicht mehr wegzudenken sind, es sind diese:

- Platz (Lebensplatz) und Raum (Lebensraum)
- Geben und Nehmen
- Nähe und Distanz
- Öffnen und Schließen
- Hingabe und Widerstand
- Aggression und Hemmung

Ein wichtiger Bestandteil in der KBT ist auch der Einsatz von symbolischen Gegenständen wie Stab, Ball, Seil, Decke, Sandsäckchen, Steinen und

Muscheln. Diese können genutzt werden, um Lebenssituationen, innere Vorgänge oder auch Beziehungen zu anderen Menschen aufzuzeigen und damit verbundene mögliche Veränderungen zu überdenken (vgl. Gräff, 2008).

Inzwischen gehört die KBT zum Standard im klinischen Setting. Sie ist vornehmlich in psychosomatischen Kliniken als körperorientiertes psychotherapeutisches Verfahren etabliert. Aber auch schon in anderen stationären Indikationsfeldern wie der Kardiologie, Onkologie und Orthopädie wie auch in therapeutischen Praxen und ambulanten Gesundheitszentren wird die KBT zwischenzeitlich angewandt.

Weitergehende KBT-Informationen zu Geschichte, theoretischem Hintergrund, Methode, Forschung, Weiterbildung und Quellenangaben finden sich auf der Homepage des DAKBT unter www.dakbt.de.

Menschliche Grundbedürfnisse

Eine allgemeine Definition von Grundbedürfnissen oder ein allgemeines Verständnis, welche Bedürfnisse hierzu zählen, gibt es nicht. Für die in diesem Buch benannten Einzelübungen sind aber die Grundbedürfnisse nach Abraham Maslow (1908–1970) und von Klaus Grawe (1943–2005) richtungsweisend. Beide Autoren machen deutlich, dass die Befriedigung wie auch die Nichtbefriedigung von menschlichen Grundbedürfnissen ganz entscheidend für das immerwährende Wechselspiel von Gesundheit und Krankheit sind. Menschen entwickeln im Laufe ihres

Lebens verschiedene erfolgreiche oder nicht erfolgreiche Strategien, das heißt Motivations- oder Vermeidungsschemata, um ihre Grundbedürfnisse zu erfüllen oder deren Verletzung zu vermeiden. Diese bilden dann die Grundlage dafür, wie erfolgreich wir unser Leben gestalten können, erklären aber auch, warum wir krank werden (vgl. Grawe, 2004).

Ein bekanntes Modell zur hierarchischen Aufteilung von Bedürfnissen ist die „Maslowsche" Bedürfnispyramide, die sich in folgenden Stufen von unten nach oben ableiten lässt:

1. *Körperliche Bedürfnisse* wie Atmung, Essen, Getränke, Schlaf.
2. *Sicherheitsbedürfnisse* wie Struktur und Stabilität, Ordnung durch Gesetze und Schutz vor Gefahren.
3. *Soziale Bedürfnisse* wie Fürsorge, Nächstenliebe, Partnerschaft, Liebe, Sexualität, Freundeskreis und Kommunikation.
4. *Wertschätzungs- und Geltungs- bedürfnis,* durch Stärke, Kompe- tenz, Leistung und Prestige, Status und Macht kommt es zu unserem Selbstwertgefühl.
5. *Bedürfnis nach Selbstverwirk- lichung* mit dem Streben nach der eigenen Persönlichkeitsent- wicklung und der Suche nach der Wahrheit und dem Sinn des eigenen Lebens.

Die ersten vier Bedürfnisse nennt Maslow die „Defizitbedürfnisse" da bei deren Nichtbefriedigung ein Gefühl von Entbehrungen entsteht, das dann auch schnell zu Krankheiten führen kann. Das fünfte Bedürfnis nach Selbstver- wirklichung ist ein „Wachstumsbedürf- nis", das, bei entsprechender Befriedi- gung, Gesundheit mit bewirkt.

Die Bedürfnisse stehen untereinander in enger Beziehung, das Auftreten eines Bedürfnisses hängt immer von der Vorab-Befriedigung eines anderen wich- tigeren Bedürfnisses ab. Immer, wenn ein Bedürfnis erfüllt ist, tritt das nächst höhere an seine Stelle. Es gibt also keine isolierten Bedürfnisse, sondern immer nur eine Hierarchie von ihnen (vgl. Gürster, 2009).

Auf der Suche nach den Gründen für seelische Störungen kamen Forscher in den letzten Jahren zu der Erkenntnis, dass es auch Grundbedürfnisse auf der seelischen Ebene geben muss. Es war vor allem Klaus Grawe, dem wir dazu neue Erkenntnisse und Erklärungsmo- delle zu verdanken haben. Er konnte nachweisen, dass die Nichterfüllung von Grundbedürfnissen zu seelischen Störungen und Krankheiten führen kann. In Bezug auf kranke Menschen geht es bei Klaus Grawe um folgende menschlichen Grundbedürfnisse:

1. *Bedürfnis nach Bindung*
2. *Bedürfnis nach Autonomie*
3. *Bedürfnis nach Anerkennung/ Selbstwert*
4. *Bedürfnis nach Identität*
5. *Bedürfnis nach körperlichem Wohlbehagen*
6. *Bedürfnis nach Sinn/Spiritualität*

Kurzerklärung der sechs einzelnen Grundbedürfnisse (vgl. Ludwig, 2007):

Zu 1: Bindung
Wir Menschen, die wir in unsere Ge- sellschaft hineingeboren worden sind, haben alle ein tiefes Bedürfnis, in liebe- voller Beziehung zu anderen Menschen zu stehen. Dies ist eine unabdingbare Voraussetzung für unser körperliches und psychisches Wohlergehen, ja vielleicht sogar zum Überleben. Sowohl im Kindesalter als auch unter Erwach- senen sind gute Beziehungen zwingend notwendig. Vor diesem Hintergrund sagt Klaus Grawe, ist das Bedürfnis nach Bindung wohl das Bedeutendste und in seinen Folgen bei Nichterfüllung wohl das Nachteiligste. Dabei bedeutet Bindung nicht nur Liebe in der Partner- schaft, sondern steht für alle positiven Beziehungen zu andern Menschen, wie

zum Beispiel zu Freunden, Kollegen oder Bekannten. Auch ein Single kann in sozialen Gemeinschaften, über genügend positive Bindungen, gesund und zufrieden sein.

Zu 2: *Autonomie*
Das Bedürfnis nach Autonomie ist das gegenpolige Zwillingspaar zum Bedürfnis nach Bindung; Gesundheit erfordert ein dynamisches Gleichgewicht zwischen den beiden Polen. Das Bedürfnis nach Autonomie entwickelt sich schon bei Kleinkindern, indem sie auch „Nein" sagen und ihre aggressiven Gefühle ausdrücken dürfen. Wenn schon die Kleinkinder sich selbst Sein, eigene Wege, ausprobieren und Bedürfnisse anmelden dürfen, ohne dass Vater oder Mutter bei allen Versuchen des gesunden Älterwerdens Widerstand leisten, kann sich eine Erwachsenen gemäße Autonomie entwickeln. Umgekehrt kann bei ständigem Wehren der Eltern, verbunden mit deren Abwendung bei Fehlverhalten des Kleinkindes, dieses sein späteres Bedürfnis nach Eigenbestimmung, Freiheit und Unabhängigkeit vollständig verlieren.

Zu 3: *Anerkennung/Selbstwert*
Das Bedürfnis nach Selbstwerterhöhung ist ein typisch menschliches Bedürfnis mit sehr hohem Einfluss auf unsere Gesundheit. Nur über das immerwährende Beachten, Bestätigen und Anerkennen, kann unser Gefühl von Kompetenz, Selbstachtung und Selbstwirksamkeit entstehen und erhalten bleiben. Leider haben viele Menschen nur ein geringes Selbstwertgefühl, meist bedingt durch eine frühe Kindheit mit mangelnder Liebe, fehlendem Elternlob, anhaltender Kritik oder Vernachlässigung. Dies führt dann im späteren Erwachsenenalter zu Krankheitsproblemen. So kann zum Bei-

spiel durch perfekte Leistungen bis hin zur Selbstaufgabe, durch den Verlust des Nein sagen Könnens oder durch sich ständig wiederholende Selbstvorwürfe, ein Annehmen können unmöglich werden.

Zu 4: *Identität*
Wir haben alle das Bedürfnis nach einer unverwechselbaren Identität. Wir wollen alle erfahren und wissen, wer und was wir sind, welche körperlichen und seelischen Fähigkeiten und Eigenschaften wir haben und zu welcher Gruppe wir gehören. Unsere Identität ist in weiten Teilen von unseren Lebenserfahrungen abhängig. Insgesamt haben wir Menschen ein großes Bedürfnis nach Stabilität und Konstanz unserer Identität, aber auch ein hohes Bedürfnis nach Weiterentwicklung im Sinne einer Selbstverwirklichung.

Zu 5: *Körperliches Wohlbehagen*
Alle Menschen haben ein natürliches Bedürfnis nach Gesundheit, Wohlbefinden und körperlicher Unversehrtheit. Uns allen ist bekannt, wie sich körperliche Beschwerden und Schmerzen unmittelbar auf unseren seelischen Zustand auswirken. Das ist auch umkehrbar. Bei vielen Menschen entsteht in Folge einer körperlichen Erkrankung auch eine seelische, womit die beiden Begriffe „psychosomatische" und „somatopsychische" Erkrankungen bestens erklärbar werden. Das körperliche Wohlbehagen ist die Basis und die beste Grundvoraussetzung für eine gute Gesundheit. Vollständig und dauerhaft kann diese aber nur dann sein, wenn die „psychosoziale" Gesundheit – Grundbedürfnisse 1 bis 4 – die notwendige und sinnvolle Ergänzung dazu bildet.

Zu 6: *Sinn/Spiritualität*
Dieses Bedürfnis wird unter Menschen von alters her sehr kontrovers diskutiert, nicht zuletzt durch eigene aber auch fremde Erlebnisse, die einen wenig hilfreichen und schwierigen Umgang mit Kirche und Spiritualität widerspiegeln. Es bleibt aber unbenommen, dass eine positiv erlebte Spiritualität bei vielen Menschen eine wirksame Ressource bei der Bewältigung von Krankheit und Lebenskrisen darstellt. Beim Thema Spiritualität geht es weniger um eine Religion, Glaubensrichtung oder die Kirche, es geht vielmehr um eine ganz persönliche Erfahrung von Sinn und Bedeutung von sich selbst, dem Leben, dem Universum. Ein spiritueller Mensch sieht sich vielleicht selbst als Teil der Natur und des Göttlichen und fühlt sich dadurch eingebunden in etwas, was viel mehr und größer ist als wir. Trost, Unterstützung und Orientierung könnten dabei eine große Hilfe sein und der Gesundheit insgesamt zugute kommen.

Klaus Grawe hat im Zusammenhang mit den oben genannten Grundbedürfnissen noch zwei Begriffe geprägt, die hier kurz erklärt werden sollen. Wenn wir mit freudvollen Dingen beschäftigt und mit unserem Leben zufrieden sind, wir uns darüber hinaus auf Zukünftiges freuen, dann ist unser Gehirn in einem ruhigen und stabilen Zustand, Gesundheit bleibt bestehen oder wird gefördert. Dieser Zustand heißt „Konsistenz" und diese lässt unser Gehirn gut funktionieren. Durch die Befriedigung unserer menschlichen Grundbedürfnisse wird dieser Zustand am besten erreicht. Werden diese aber nicht oder nur unzureichend befriedigt, gerät unser Gehirn in einen Spannungszustand und diese „Inkonsistenz" fühlt sich nicht mehr gut an, es geht uns schlecht.

Zusammenfassend lässt sich festhalten, dass Menschen die Anlagen der menschlichen Grundbedürfnisse mit auf die Welt bringen, und es ist das Ziel eines jeden Menschen, konsistent zu bleiben. Am meisten prägen uns dabei unsere Erfahrungen in der Kindheit über die Erziehung und das Abschauen bei den Eltern. Im günstigsten Fall lernen wir viele gute Strategien (Motivations-Schemata), um unsere Grundbedürfnisse zu befriedigen. Andernfalls ist die Gefahr groß, inkonsistent zu werden und dann in unserer Lebensgestaltung mit all ihren Umständen, eher eingeschränkt zu sein (vgl. Grawe, 2004).

 Die nachfolgenden Einzelübungen in diesem Buch, können dem Übenden/dem Leser Klarheit darüber verschaffen, in welchem Maß er seine menschlichen Grundbedürfnisse befriedigt oder nicht befriedigt. Auch kann erkannt werden, wie und wo Grundbedürfnisse durch Mitmenschen oder Alltagssituationen verletzt worden sind. Vielleicht kann so besser verstanden werden, warum wir krank geworden sind und was zukünftig getan werden kann, um über eigene Strategiewechsel und Verhaltensänderungen, sich wieder gesünder zu fühlen. Bei einer gewünschten Lebensumstellung sollte der Übende/der Leser an deren Beginn, im Umgang mit Mitmenschen, auch mit Widerstand rechnen und diesen zunächst akzeptieren. Vielleicht wird der Widerstand der Umwelt kleiner, wenn über das berichtet wird, was wir für uns selbst entdeckt haben und welche Konsequenzen und Veränderungen das für uns selbst haben kann.

Das Salutogenese-Modell

Das Modell der Salutogenese wurde 1974 durch den Medizinsoziologen Aaron Antonovsky (1923 – 1994) formuliert. Er untersuchte das Phänomen, was Menschen gesund halten kann, obwohl sie widrigen Umständen ausgesetzt waren. Durch seine Forschungsergebnisse wurde die jahrzehntelange Sichtweise der Pathogenese, die ihren Fokus auf Krankheiten richtet, auf die Entstehung und Aufrechterhaltung von Gesundheit gelenkt (vgl. Antonovsky, 1993).

Antonovsky war es auch, der Gesundheit nicht als einen Zustand, sondern als einen Prozess definiert hat. Dabei befindet sich der Mensch in einem Kontinuum zwischen Gesundheit und Krankheit, wobei einer dieser Pole niemals vollständig erreicht werden kann. Ein wesentlicher Faktor für die jeweilige Lokalisation auf diesem Kontinuum ist die individuelle Fähigkeit, Spannungszustände und negativen Stress auszugleichen. Diese werden vom Zusammenspiel dreier Faktoren gesteuert:

- *Widerstandsressourcen (-quellen),* beispielsweise eine gute körperliche Verfassung, Eingebundensein in einen Familien- und Freundeskreis oder positive materielle Gegebenheiten.
- *Psychophysische Stressoren,* beispielsweise pathogene (Viren, Bakterien) und psychosoziale Faktoren (Selbstwertproblematik, Alleinsein).
- *Kohärenzsinn,* beispielsweise eine Grundhaltung, die das Gleichgewicht von negativen Stressoren und Widerstandsquellen maßgeblich beeinflusst.

Das Wesentliche für die Entstehung und Aufrechterhaltung der Gesundheit, ist für Antonovsky der „Kohärenzsinn". Dieser besteht aus drei Komponenten, die sich inhaltlich wie folgt zusammenfassen lassen:

- *Verstehbarkeit* bedeutet hierbei das umfassende Gefühl, individuell bedeutsame Dinge zu verstehen und Dinge, die einer Person widerfahren, adäquat einzuordnen und zu bewerten.
- *Handhabbarkeit* beschreibt die Überzeugung, dass Schwierigkeiten überwunden und Probleme gelöst werden können.
- *Bedeutsamkeit* hat bei den drei benannten Komponenten einen besonderen Stellenwert, weil darunter der Sinn verstanden wird, der dem Leben und besonderen Herausforderungen individuell beigemessen wird.

Bei Antonovsky besteht das Geheimnis der Gesundheit darin, dass wir uns die Welt auch in persönlich schwierigen Situationen erklären können. Dabei sind wir davon überzeugt, die Anforderungen und Schwierigkeiten des Lebens durch unsere eigene Kraft und Fähigkeiten, mit oder ohne Hilfe, zu bewältigen. Darüber hinaus erleben wir diese Lebensanforderungen als sinnvoll. Antonovsky kommt das große Verdienst zu, die traditionell pathogenetisch orientierte medizinische und psychologische Forschung, um die Suche nach Gesundheits-Protektivfaktoren erweitert zu haben. Im Laufe der Jahrzehnte wurde der Ansatz von Antonovsky immer bekannter und von vielen Hochschulen und Universitäten aufgegriffen. So ist die Salutogenese inzwischen ein fester Bestandteil der Medizin, der Psychologie, Soziologie wie auch der Gesundheits- und Sportwissenschaften. Alle diese Wissenschaften legen nicht nur auf Krankheitserreger und Risikofaktoren ein Augenmerk, sondern auch auf gesundheitliche Protektivfaktoren.

(Für eine ausführliche Beschreibung des Salutogenese-Modells siehe A. Franke, 2006)

 Das Salutogenese-Modell von Antonovsky war seit Eröffnung des BWZ im Jahre 1977 mit verantwortlich für unser hiesiges Bewegungs- und Betreuungskonzept. Viele unserer Patienten kommen zu uns und konzentrieren sich vornehmlich auf das, was durch die eigene Krankheit, die körperlichen Beschwerden oder den Verlust liebgewonnener Mitmenschen früher sehr wohl, heute aber nicht mehr für sie möglich ist. Durch unsere Bewegungsangebote, wie sie in dem

vorliegenden Buch beschrieben werden, möchten wir Patienten deren noch vorhandene individuellen Widerstands- und Lustquellen bewusst machen und dabei „Verständnis" für ein zukünftig anderes Gesundheitsverhalten in Freizeit und Beruf wecken. Im Zusammenhang damit wird auf die persönliche „Bedeutsamkeit" solcher Verhaltensänderungen hingewiesen und es wird aufgezeigt, wie neu hinzu gelernte nachhaltige Gesundheitsaktivitäten im Alltag plan- und „handhabbar" sind.

Wenn die salutogenetische Perspektive in die bewegungstherapeutische Gesundheitsförderung mit eingebracht werden soll, muss eine Bewegung im Vordergrund stehen, die sowohl das körperliche Üben und Trainieren, als auch ein gleichzeitiges Lernen, Erfahren und Erleben berücksichtigt. Ein wichtiges Ziel ist dabei, unseren Patienten über ein biopsychosoziales Denken und Handeln den hoffnungsfrohen Zusammenhang von Gesundheit, Lebensstil und Umwelt verständlich und erlebbar zu machen.

Ressourcenorientierung

In Erweiterung zum Salutogenese-Model spielt außerdem der ressourcenorientierte Ansatz für die in diesem Buch benannten Übungen eine große Rolle. Ein wesentliches Ziel der Übungen ist es, die gesunden Anteile des Patienten, seine persönlichen Fähigkeiten und Ressourcen wahrzunehmen und zu fördern. Das vorliegende Buch reiht sich damit in eine Vielzahl von Interventionsansätzen ein, die als Alternative

zu den oftmals noch vorherrschenden einseitig krankheitsorientierten Modellen beschrieben und angeboten werden.

Grundlegend für den ressourcenorientierten Ansatz ist die Annahme, dass alle Patienten, unabhängig von körperlicher oder psychischer Erkrankung, über individuelle Kraftquellen verfügen. Diese können zur Bewältigung von Krankheiten, aber auch von alltäglichen Belastungen bis hin zu Lebenskrisen, eingesetzt werden. Dabei sind die Kräftereserven den Patienten selbst nicht immer bewusst oder sie sind durch individuelle Lebensumstände aktuell ausgeblendet und nicht abrufbar. Das Ziel der vorliegenden Interventions-Übungen ist es, individuelle Ressourcen wieder zu erkennen, sie zu stärken und, wenn erforderlich, sie auch auszubauen.

Die Ressourcenorientierung der 36 Einzelübungen bezieht sich auf biopsychosoziale Gesundheitskraftquellen. Zielsetzung dabei ist, brachliegende Ansätze in den drei Bereichen zu entdecken und gleichzeitig neue Ansätze zu fördern. Therapeuten, die entsprechende Übungen anleiten, sollten dabei eine ressourcenfördernde Haltung und methodisch didaktische Hinweise wie die nachfolgenden berücksichtigen und einbringen:

- Möglichkeiten schaffen, um individuelle Stärken und Kompetenzen zu entdecken,
- Zuversicht verbreiten, um diese Stärken und Kompetenzen auch zu finden und zu sehen,
- Anerkennung und Wertschätzung zeigen für jedes Bemühen, diese individuellen Stärken und Kompetenzen entdecken zu wollen.

 Durch die immerwährende konsequente Kräftereserven orientierte Haltung des Therapeuten lernen die Patienten ihre eigenen positiven Möglichkeiten und Kompetenzen zu erkennen und zu schätzen. Dadurch können Hilflosigkeit, Negativeinstellungen und oft vorhandene Opferhaltungen bei Patienten aufgeweicht werden. Bestenfalls erkennen Patienten erstmals wieder ihre aktiven Handlungsmöglichkeiten. Durch wieder entdeckte oder neu hinzu gewonnene Kompetenzen erleben sie einen Wandel vom Opfer zum Akteur.

Natürlich gibt es auch Patienten, die trotz allen Bemühens des Therapeuten noch keine eigenen Erfolge über positive Zukunftsvisionen entdecken können. Dabei bleiben individuelle Stärken, Kompetenzen oder unterstützende soziale Beziehungen noch unentdeckt. Der Therapeut sollte bei diesen Patienten Geduld zeigen und Verständnis für die Sichtweise der Patienten entwickeln. Er bietet diesen an, die aktuelle Wahrnehmung als momentanes Gefühl und Erleben anzunehmen. Der Therapeut strahlt Zuversicht aus und verweist darauf, dass mit der Zeit positive Änderungen möglich sein können.

Internationale Klassifikation der Funktionsfähigkeit, Behinderung und Gesundheit (ICF)

„Die ICF dient fach- und länderübergreifend als einheitliche und standardisierte Sprache zur Beschreibung des funktionalen Gesundheitszustandes, der Behinderung, der sozialen Beeinträchtigung und der relevanten Umgebungsfaktoren eines Menschen. Mit der ICF können die bio-psycho-sozialen Aspekte von Krankheitsfolgen unter Berücksichtigung der Kontextfaktoren (= Umwelt- und personenbezogene Faktoren) systematisch erfasst werden, mit dem Ziel einer besseren Gesundheitsförderung.“ (DIMDI, 2005)

Die ICF ist als bio-psycho-soziales Modell nicht primär defizitorientiert, also weniger eine Klassifikation der Folgen von Krankheit. Sie steht eher mit ihren einzelnen Komponenten für Gesundheit, wobei daran erinnert werden soll, dass der Mensch immer in einem Kontinuum zwischen Gesundheit und Krankheit stehen wird. Die einzelnen Komponenten der ICF weisen dies auch so aus:

- *Körperfunktionen* mit allen physiologischen Funktionen von Körpersystemen und/oder deren Beeinträchtigungen,
- *Körperstrukturen* mit anatomischen Teilen des Körpers, wie Organe, Gliedmaßen und ihre Bestandteile und/oder deren Beeinträchtigungen,
- *Aktivität* als Bezeichnung einer Durchführung von Aufgaben und Aktionen durch einen Menschen oder als Schwierigkeiten, die ein Mensch bei der Durchführung einer Aktivität haben kann,
- *Teilhabe* als Einbezogensein in eine Lebenssituation oder als Schwierigkeiten, die ein Mensch beim Einbezogensein in eine Lebenssituation erlebt,
- *Umweltfaktoren* als materielle, soziale und einstellungsbezogene Umwelt, in der Menschen leben und ihr Dasein entfalten oder nicht entfalten können.

Die hier aufgelisteten *Umweltfaktoren* sind ein Teil der sogenannten „Kontextfaktoren", der andere Teil wird durch *die personenbezogenen Faktoren* gebildet. Diese sind die Eigenschaften und Attribute einer Person und die ihrer Lebensführung.

Die *personenbezogenen Faktoren* sind aber wegen der mit ihnen einhergehenden großen soziokulturellen Unterschiedlichkeit nicht extra in der ICF klassifiziert.

Die beschriebenen Komponenten stehen alle untereinander in Wechselwirkung, zusammen liefern sie ein umfassendes Bild von der Gesundheit eines Menschen.

Die ICF bietet einen konzeptionellen Rahmen für Informationen, die auf die Gesundheitsversorgung des Einzelnen (für Patienten wie für Gesunde) anwendbar sind, einschließlich der Prävention und der Gesundheitsförderung. Besonders nützlich ist die ICF auch für die Verbesserung der Teilhabe – also dem Teilnehmen von Menschen am privaten wie beruflichen Leben – durch die Beseitigung oder Verringerung gesellschaftsbedingter Hindernisse sowie durch Schaffung oder Verbesserung der sozialen Unterstützung.

Die ICF dient verschiedenen Zwecken, beispielsweise wird sie als statistisches Instrument, als Forschungsinstrument oder als sozialpolitisches Instrument verwendet.

 Im BWZ nutzen wir die ICF als Instrument der gesundheitlichen Versorgung und hier speziell als bewegungstherapeutisch pädagogisches Instrument. Dieses war mit entscheidend für die Entwicklung unseres übergreifenden Bewegungskonzeptes und mit verantwortlich für die Zusammenstellung der Bewegungsübungen in diesem Buch.

Viele Patienten und Gäste, die zu uns ins BWZ kommen, assoziieren den Namen und den Auftrag unserer Betreuungsstätte automatisch mit Bewegung, verbunden mit körperlicher Anstrengung über Gymnastik-, Ausdauer- und Spielprogramme. Hierbei stehen aus der ICF klar die Komponenten der Funktionsfähigkeit und Behinderung inklusive der *Körperfunktionen, -strukturen* und der *Aktivitäten* und der *Teilhabe (Partizipation)* im Vordergrund.

Die ICF trägt aber auch noch den Begriff „Gesundheit" in ihrem Titel. Deshalb müssen bei der Planung und Durchführung von Bewegungsangeboten, wenn diese an einer biopsychosozialen Gesundheit ausgerichtet sein sollen, auch noch die beiden „Kontextfaktoren" mit ihren *Umwelt- und personenbezogenen Faktoren* berücksichtigt werden.

Patienten und Gäste sind sehr oft der Meinung, dass die individuelle Gesundheit vornehmlich durch körperliches Üben und Trainieren erreicht werden kann. Sie vergessen dabei, dass die eigene Gesundheit über die eigene Persönlichkeit und die Umwelt ebenso stark beeinflusst und steuerbar ist. Dies ist der Grund, weshalb in unserem BWZ Bewegungsprogramme so aufgebaut und angeboten werden, dass alle Komponenten der ICF darin enthalten sind. Das bedeutet, dass unser BWZ einen ganzheitlichlichen, also *bio-psycho-sozialen* Ansatz verfolgt.

Die Basis einer stabilen funktionalen Gesundheit muss durch ein notwendiges und nachhaltiges körperliches Bewegungsprogramm gelegt werden. Darüber hinaus sollte unseren Patienten und Gästen bewusst werden, dass die eigene Gesundheit, immer auch von den individuellen psychosozialen Faktoren abhängig ist.

Eine gute Möglichkeit, personenbezogene Faktoren wie Charaktereigenschaften, Einstellungen, Lebensstil und Umweltfaktoren – Soziales und Materielles – in Bewegungsprogramme mit einzubeziehen, sind Übungen, die sich an die KBT anlehnen. Übungsinhalte für Verstand, Gemüt und Körper stehen dabei im Mittelpunkt.

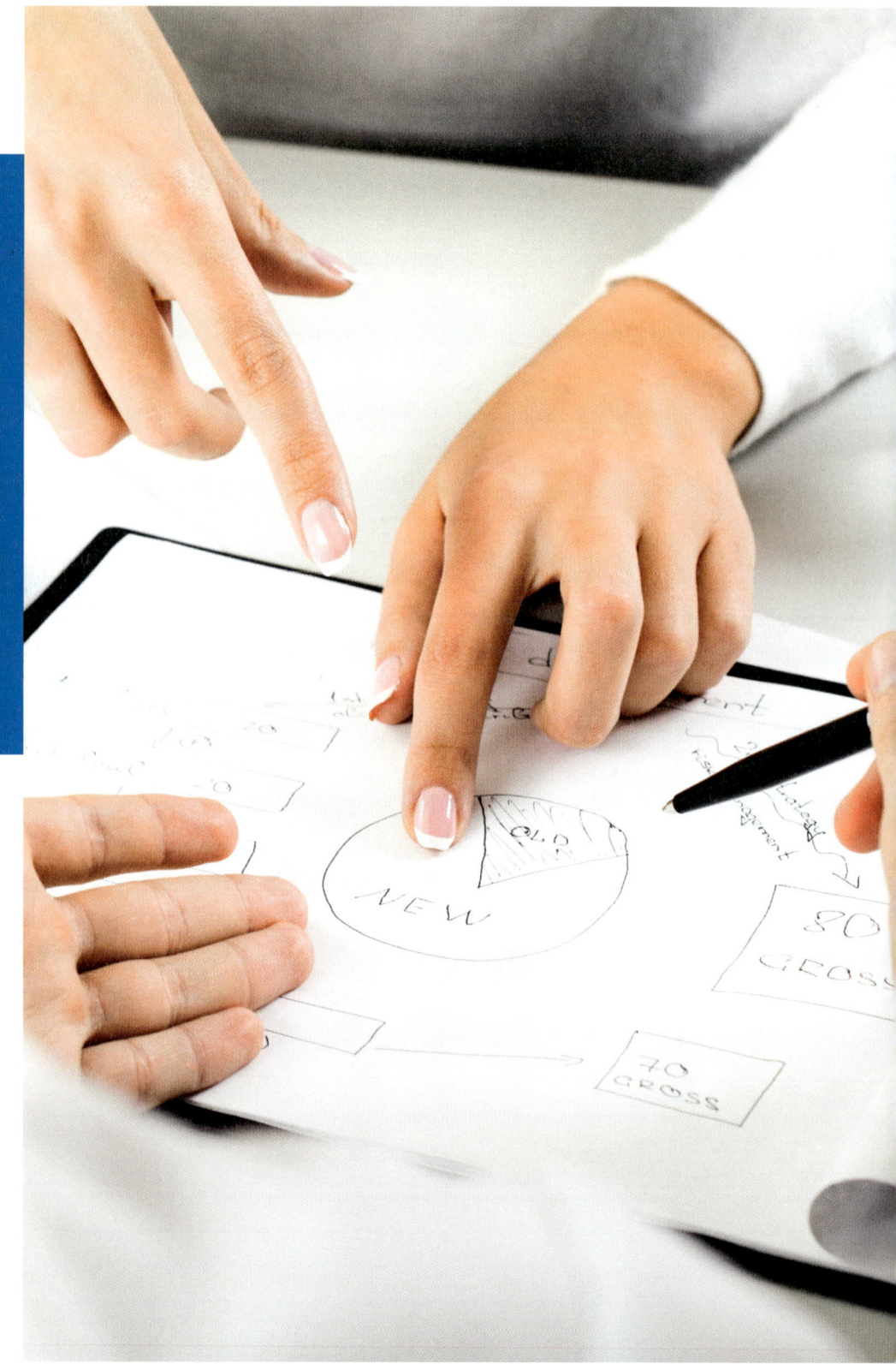

3. Hinweise zu den Übungseinheiten

3. Hinweise zu den Übungseinheiten

Bevor die 36 Einzelübungen vorgestellt werden, wird dazu vorab ein Überblick zu möglichen Zielgruppen, zum inhaltlichen Übungsaufbau, zur Organisation und zu wichtigen methodischen Tipps im Umgang mit den Patienten gegeben. Die Ausführungen zu Nutzern und zur Nutzung der einzelnen Übungseinheiten schließen dieses Kapitel ab.

Zielgruppen

Das vorliegende Buch ist, bezogen auf seine Grundkonzeption und die zugehörigen Übungen, zielgruppenunspezifisch aufgebaut. Es wendet sich an alle Personen, die ihre persönliche Gesundheit über einen biopsychosozialen Ansatz stärken und ihr Wohlbefinden nachhaltig aufrechterhalten wollen. Dabei können Personen mit körperlichen und/oder psychischen Beschwerden ebenso teilnehmen, wie Personen, die für ihre Gesundheit vorbeugend etwas tun möchten.

In stationären klinischen Einrichtungen kann es auch sinnvoll und notwendig sein, bewegungstherapeutische Übungsangebote für spezifische Zielgruppen anzubieten. Derartige Zielgruppenbestimmungen können sich beispielsweise auf bestimmte Erkrankungen, auf besondere Lebenslagen und Lebenskrisen, auf bestimmte Berufsgruppen und Funktionsträger oder auch auf das Geschlecht und unterschiedliche Altersgruppen beziehen.

Im BWZ führen wir die Übungen seit vielen Jahren mit folgenden Zielgruppen durch:

- Patienten mit psychosomatischen und onkologischen Erkrankungen
- Arbeitslose, Alleinerziehende und pflegende Angehörige
- Pflegekräfte, Lehrer, Erzieherinnen, Führungskräfte in Unternehmen und deren Mitarbeiter aus den unterschiedlichsten Dienstleistungsbetrieben
- Männergruppen
- Mütter mit kleinen Kindern

 Bei zielgruppenspezifischen Therapieeinheiten sind immer die Übungsbeispiele, das Sprachniveau, die Anzahl und die Gesamtdauer der Betreuungsarbeit an die jeweiligen Gruppenteilnehmer anzupassen.

Es soll ausdrücklich darauf hingewiesen werden, dass die folgenden Übungen für Personen mit psychischen Erkrankungen keine Psychotherapie ersetzen, sie können aber begleitend zu dieser stattfinden. Hilfreich ist es in solchen Fällen, dass der behandelnde Arzt oder Psychotherapeut über das Angebot informiert ist und Übungsinhalte mit dem Patienten nachbesprechen kann.

Inhalt der Übungseinheiten

In Anlehnung an den Begriff „KBT" werden die jeweiligen Übungseinheiten in einer Zweiteilung angeboten. Im ersten Teil, dem konzentrativen, steht die Kopfarbeit mit Informationsaustausch und Wissenserweiterung im Vordergrund. Der zweite Teil, die Bewegungstherapie, beinhaltet Übungen zur Selbsterfahrung. Alle Übungsthemen sind dem Alltagsleben entnommen, so dass Bekanntes und Gewohntes in die Übung mit einbezogen werden können. Dabei kann der Patient sein individuelles Denken und Handeln in bestimmten Alltagssituationen wieder entdecken und sich wieder bewusst werden lassen.

Vorab wird allen Patienten erklärt, dass die „Bewegungstherapie" bei den folgenden Übungen nicht als körperliches Üben und Trainieren zu verstehen ist – dafür gibt es in unserem BWZ eine Vielzahl von Muskelaufbau-, Ausdauer- und Bewegungsspiel-Programmen, die als In- oder Outdoor-Veranstaltungen und in der Schwimmhalle angeboten werden. Es geht vielmehr um die Erweiterung des Begriffs „Bewegung", wobei Vorstellungen, Ideen und Wünsche des Patienten, im Kopf neu „bewegt" werden können. Zusätzlich können die Patienten bei der Selbsterfahrung auch „bewegt sein", dabei werden dann Freude, Spaß und gute Laune ebenso erlebt wie Ärger, Frust und Traurigkeit.

Die Initiatorin des deutschen Arbeitskreis für KBT (DAKBT) Ursula Kost (1919–2013) stellte schon 1974 fest, dass es ein einheitliches Konzept für die KBT nicht geben kann. Dies gilt bis heute, da die verschiedenen Ansätze, bedingt durch unterschiedliche Patienten, Gruppen und Therapeuten, voneinander abweichende Vorgehensweisen rechtfertigen. Therapeuten wird somit nicht die Freiheit genommen, ihren KBT-Angeboten andere Inhalte und ein anderes methodisches Vorgehen zu geben. In vielen Arbeitsangeboten der klassisch durchgeführten KBT-Einheiten wird von den behandelnden Therapeuten ein freies Üben, losgelöst von starren Strukturen, favorisiert.

 Bei unserer Patientenklientel bevorzugen wir im BWZ ein strukturiertes Vorgehen. Strukturen geben dem Patienten Sicherheit und das Gefühl des Geführt Werdens. Da wir in halboffenen Gruppen arbeiten – Neulinge und Fortgeschrittene in einer Gruppe –, kann in Gruppen-Anfangssituationen, durch Strukturierung ein angstfreieres Klima für Patienten und Therapeuten geschaffen werden.

Das jeweilige Thema einer Übungseinheit wird in einer Dreiteilung angeboten.

Im ersten Teil werden die Patienten gebeten, über den Begriff des aktuellen Themas nachzudenken. Der Hintergrund dafür ist auszutesten, ob es dem Patienten gelingt, sich auf das „Hier und Jetzt" zu konzentrieren und nicht mit den Gedanken, im „Vorhin" oder „Nachher" zu sein. Sich situativ auf das Neue einzulassen und im Augenblick zu verweilen, ihn zu genießen, ist etwas, das im Alltag und für die Gesundheit von großem Nutzen sein kann.

Im zweiten Teil kommt es zum Austausch dessen, was den Patienten zum aktuellen Thema eingefallen ist. Dabei soll deutlich werden, dass zu ein- und demselben Thema ganz unterschiedliche Interpretationen beziehungsweise „Wahrheiten" angedacht und ausgesprochen werden können. Jeder hat seine eigene Wahrheit und ist damit wichtiger Teil des Ganzen, wobei die Vielzahl der individuellen Wahrheiten nicht deckungsgleich sein muss. Damit beispielsweise in der Partnerschaft wie auch im Kollegenkreis oder im Gespräch mit dem Vorgesetzten unterschiedliche Wahrheiten gehört und verstanden werden können, ist der gegenseitige Gedankenaustausch unerlässlich. Fehlt dieser, bleibt vieles unverstanden oder es kommt, wie so oft, zu unnötigen und krankmachenden Missverständnissen.

Im dritten Teil, zeitlich am längsten, werden die zum aktuellen Thema zugehörigen praktischen Einzelübungen vorgestellt und von allen Patienten durchgeführt. Anschließend tauschen die Patienten ihre Erfahrungen aus und

der Therapeut erklärt aus seiner Sicht, wie der Inhalt der Einzelübung und deren „Botschaft" einzuordnen sind, um den Alltag des Patienten positiv zu beeinflussen. Letztendlich soll über die theoretische und praktische Dreiteilung des jeweiligen Themas allen Patienten deren individuelle Verhaltens- und Denkmuster verdeutlicht und bewusst gemacht werden. Die zukünftige gewünschte Verhaltensänderung im Alltag kann nur dann umgesetzt werden, wenn ein „Bewusstmachen" und ein „Bewusstwerden" des individuellen Verhaltens vorausgehen.

Hierzu liefern Einzelübungen, angelehnt an die KBT, ein ausgezeichnetes Übungsfeld, denn über das Zusammenspiel von Theorie (erster und zweiter Teil) und Praxis (dritter Selbsterfahrungsteil) können Denkmuster und Verhaltensweisen allen Patienten bestens gespiegelt werden.

 Von Patientenseite aus werden wir durch deren Begeisterung für unsere „andere" bewegungstherapeutische Arbeit sehr ermutigt. Oft hören wir, dass unser Vermittlungskonzept mit „Kopf, Herz und Hand" eine sehr gute Ergänzung zu den funktionell orientierten Übungs- und Trainingsangeboten sei. Die an die KBT angelehnten Einzelübungen können über ein Erkennen, Erfahren und Erleben die Bewusstseinsebene beim Patienten sehr gut ansprechen und so auch, über die Übungseinheit hinaus, positiv im Alltag nachwirken.

Organisation der Übungseinheiten

Die Teilnahme an unseren unterschiedlichen Bewegungstherapie-Programmen in Neutrauchburg setzt grundsätzlich die Verordnung oder Erlaubnis eines Arztes voraus. Für klinische Patienten ist es der jeweilige Stationsarzt, für ambulante Patienten ist es der Haus- oder Facharzt und für Mitarbeiter aus Betrieben ist es der Arbeitsmediziner.

Unsere Klinikpatienten werden im Normalfall, ohne Verlängerungswochen, maximal fünf Wochen im BWZ betreut. In dieser Zeit ist pro Woche eine zweimalige Teilnahme an unseren KBT-Übungseinheiten möglich. Wir haben deshalb insgesamt zehn Hauptthemen mit zugehöriger Übungsauswahl erarbeitet und zusammengestellt. Da die Hauptthemen nicht aufeinander aufbauen, können die Übungseinheiten in halboffenen Patientengruppen aus Neulingen und Fortgeschrittenen für jeweils 45 bis 60 Minuten durchgeführt werden. Ein Unterbrechen der Übungseinheiten wird dadurch für alle Patienten, die nicht immer anwesend sein können, ermöglicht. Die Übungseinheiten werden in Räumen und in Outdoor-Zonen durchgeführt, die ein ruhiges und ungestörtes Arbeiten zulassen.

Die Patientengruppen stellen oder setzen sich zu Übungsbeginn immer im Kreis zusammen. Dabei können sich alle Patienten sehen und hören, jeder Patient kann sich zugehörig fühlen – und vielleicht kann sogar ein gemeinsamer „Energiekreis" entstehen. Zu Beginn erklärt der Therapeut die Dreiteilung der Übungseinheit (siehe Inhalte der Übungseinheiten), anschließend benennt er das aktuelle Thema – und

dessen Bearbeitung in der Patientengruppe kann beginnen.

Im ersten Teil sollen die Patienten, beim Gedankensammeln, durch den Raum gehen. Durch die körperliche Bewegung wird die Hirndurchblutung gesteigert, die Konzentration verbessert und das Denkergebnis optimiert. Im zweiten Teil kommen die Patienten zur besseren Verständigung während des Gedankenaustauschs wieder im Kreis zusammen. Im dritten Teil finden die praktischen Einzelübungen zur Selbsterfahrung statt, der zugehörige Patientenaustausch und die Therapeutenerklärung beenden die Übungseinheit. Wie die Dreiteilung innerhalb der 45 bis 60 Minuten zeitlich aufgeteilt ist, kann durch die Verschiedenheit der Patientengruppen nicht genau festgelegt werden; der Praxisteil ist aber länger als die beiden Theorieteile eins und zwei zusammen.

 Eine Besonderheit unseres Organisationsrahmens, speziell bei den KBT-Übungseinheiten, soll noch kurz beschrieben und erklärt werden. Es steht den Patienten frei, die in ihrem Terminplan angezeigten KBT-Übungszeiten zu besuchen oder auch nicht. Sie können auch ihre KBT-Übungszeiten, die an den wöchentlichen beiden Übungstagen jeweils viermal angeboten werden, selbst auswählen. Das Prinzip dieser „Selbstbestimmtheit" soll dazu beitragen, dass der Patient nicht zur KBT-Übungseinheit kommen muss, sondern zu ihr kommen darf. Nicht der Terminplan des Patienten entscheidet, wann er zu kommen hat, sondern sein Wohlbefinden und das eigene Wunschverhalten.

Es ist uns bewusst, dass wir mit diesem selbstbestimmten Organisationsrahmen auch Gegenargumenten zustimmen müssen, zum Beispiel der Weisungsbefugnis des behandelnden Arztes, der Strukturgebung des Patienten oder den Terminplan-Gepflogenheiten. Dennoch bleiben wir in diesem speziellen Fall bei dem veränderten Organisationssystem. Es ist bewiesen, dass ein selbstbestimmtes Handeln des Patienten, die Nachhaltigkeit seines Bewegungsverhaltens im Alltag, auch die anderer neu erlernter Verhaltensweisen, positiv beeinflusst (vgl. Schlicht, 2007).

Tipps für die Therapeuten

Die Erfahrung lehrt, dass nur die Kollegen, die eine Fort- oder Weiterbildung in der KBT gemacht haben, KBT-Übungen eigenständig oder integriert in andere Bewegungsprogramme durchführen sollten. Wenn dies bisher noch nicht möglich war, sollte zumindest eine KBT-Zusatzausbildung und zugehörige KBT-Hospitationsstunden nachgewiesen werden können. Die in diesem Buch vorgestellten KBT-Übungen können also nur von Kollegen durchgeführt werden, die an entsprechenden KBT-Selbsterfahrungs-Übungen schon teilgenommen haben. Sehr oft wird bei der Auswahl und der Ausübung von körperorientierten Bewegungsprogrammen auf jüngere Kollegen gesetzt, anders ist dies bei der Anleitung von Übungen, die an die KBT angelehnt sind. Hierbei sind es die zunehmende Praxis- und Lebenserfahrung, die für den Therapeuten selbst aber auch für seine Gruppenteilnehmer, Kompetenz und Sicherheit bei der Durchführung von KBT-Übungen ausmachen.

Die KBT ist eine körperorientierte psychotherapeutische Methode, bei der Wahrnehmung und Bewegung als Grundlage des Denkens, Fühlens und Handelns therapeutisch genutzt werden können. Neben einer jahrelangen, meist berufsbegleitenden, 750 Stunden umfassenden Weiterbildung mit Zertifikatabschluss (vgl. DAKB, 2014), bietet der DAKBT auch berufs- und arbeitsfeldbezogene Fortbildungen im Umfang von 80 bis 100 Stunden an. Diese eignen sich als Zusatzqualifikation nicht nur für Ärzte, Psychologen und Ergotherapeuten, sondern auch für Bewegungsfachkräfte wie beispielsweise Physiotherapeuten, und (Diplom-) Sport- und Gymnastiklehrer.

Hinweise

1. Wenn wir KBT-Übungen anbieten, beziehen sich Patient und Therapeut aufeinander, dabei entwickeln sich immer beide. Patienten lehren auch Therapeuten etwas, zum einen werden fachliche Fähigkeiten gefördert, zum anderen hat die Zusammenarbeit auch Einfluss auf sensorische und emotionale Kompetenzen des Therapeuten.
2. Für die Mehrzahl aller Patienten sind KBT-Übungen sehr gewöhnungsbedürftig, da „Bewegung" doch meist mit körperlichen Impulsen assoziiert wird. Es empfiehlt sich seitens des Therapeuten, Neulingen den Einstieg in KBT-Übungen zu erleichtern. Unserer Erfahrung nach hilft es, Zusatz-Erklärungen zu geben und mit dem Widerstand der Patienten zu rechnen und – soweit es die Übungseinheit nicht stört – diesen auch zuzulassen.
3. Die Therapeuten-Erfahrung lehrt, dass Patienten sowohl im Aktivsein (Handeln und Sprechen) als auch im Zuhören (Handeln und nicht Sprechen) gleichermaßen beteiligt sein können.
4. Therapeuten können es nie allen Patienten recht machen, umso wichtiger ist es für den Therapeuten, authentisch und neutral zu bleiben.
5. Weder der Therapeut noch der Patient müssen perfekt sein, meist führen Ehrgeiz und Perfektion zu unlebendiger und beziehungsloser Arbeit. Im übrigen bedeutet Perfektion immer auch Angst.

Für die Therapeuten, die sich verstärkt mit KBT-Übungen beschäftigen wollen, sollen aus dem Buch von Christine Gräff (2008) noch einige der auf Seite 264 benannten Entwicklungen des Therapeuten zitiert werden:

- „Mit zunehmender KBT-Erfahrung in der bewegungstherapeutischen Praxis wächst die Sicherheit des Therapeuten, er lernt auch für sich zu sorgen und seine Sinne zu schärfen.
- Der Therapeut nimmt den Patienten als Mensch mit eigenem Schicksal wahr und achtet in ihm das Individuum.
- Dem Therapeuten ist bewusst, was seine Handlung im Patienten auslösen kann. Er kennt seine ‚Macht' und setzt sie verantwortlich ein.
- Der Therapeut ist sich seiner eventuellen Manipulation bewusst und überprüft, ob diese zum Schutz der eigenen Person oder für die Entwicklung des Patienten von Nutzen war.
- Der Therapeut findet den eigenen Arbeitsstil und macht sich von seinen Lehrern und Schulen unabhängig. Er lernt, sich abzugrenzen und positive oder negative Projektionen des Patienten aufzunehmen und adäquat für sich einzuordnen.
- Der Therapeut lernt seine Stärken und Schwächen kennen und wird freier und unabhängiger von vorher festgelegten Konzepten. Er kennt sein Maß und sorgt für Zuflüsse, die seine Arbeit bereichern.
- Der Therapeut bringt seine eigene Geschichte, die seine Gefühle und seine Handlungsweise bestimmen, in den Therapieraum mit ein.
- Der Therapeut verschafft sich immer und nachhaltig einen Ausgleich zwischen Beruf und Privatleben."

Nutzer und Nutzung der Übungseinheiten

Zuallererst sind die Einzelübungen für Bewegungstherapeuten und Patienten zusammengestellt worden. Erstgenannte können ihr Fachwissen erweitern und Übungen vorfinden, die ihre körperorientierten Bewegungsangebote um psychosoziale Übungsinhalte ergänzen.

Patienten, die in Isny-Neutrauchburg an einzelnen KBT-Übungen teilgenommen haben, finden alle bekannten Übungen wieder. Darüber hinaus werden für Patienten weitere, bisher noch unbekannte Einzelübungen vorgestellt. Zu all diesen Übungen werden Grundlagen zu deren Verständnis vorangestellt und alle Übungen werden durch zugehörige Therapeuten-Erklärungen inhaltlich abgeschlossen.

Die Einzelübungen können aber auch für Leser von Bedeutung sein, die weder Bewegungstherapeuten sind, noch als Patienten oder Gäste bei uns im BWZ waren. Gemeint sind Mitmenschen, mit oder ohne eine Erkrankung, die Hilfe suchen, ihren zukünftigen Lebensstil neu zu überdenken. Das Finden eines gesunden Gleichgewichts zwischen körperlicher und seelischer Gesundheit kann sinnvoll unterstützt werden.

Für den Bewegungstherapeuten steht sicher die gesamte Übungssammlung im Vordergrund. Der Blick auf die biopsychosozial aufgebaute Themen- und Übungsübersicht (siehe Inhaltsverzeichnis Kapitel 4) führt schnell zur passenden Übung mit hilfreicher Übungsanleitung und Übungserklärung.

Patienten profitieren am meisten davon, wenn sie sich über das Inhaltsverzeichnis die Einzelübungen aussuchen, deren Inhalte die Defizite ihres biopsychosozialen Wohlbefindens berühren. Hilfreich können dazu auch die zusammenfassenden „Botschaften" am Ende des Buches in Kapitel 5 sein. Diese verweisen zusätzlich auf die für die Patienten wichtigen Übungen.

Für Leser, die weder als Bewegungstherapeut noch als Patient an der Beschreibung der Einzelübungen interessiert sind, können das Einführungskapitel, die Themen- und Übungsübersicht sowie die zugehörigen Erklärungen mit dem Themenfazit und das Abschluss-Kapitel empfohlen werden.

 Bei der Zusammenstellung der Übungen ist zunächst an deren Einsatz in der Gruppentherapie gedacht worden. Es soll an dieser Stelle aber ausdrücklich darauf hingewiesen werden, dass auch Einzelpersonen die Übungen für sich selbst nutzen können. Ein Teil der Einzelübungen lässt sich auch alleine durchführen. Dabei können zugehörige Informationen und Selbsterfahrungen, eigene Denkmuster und Verhaltensweisen neu beleuchten.

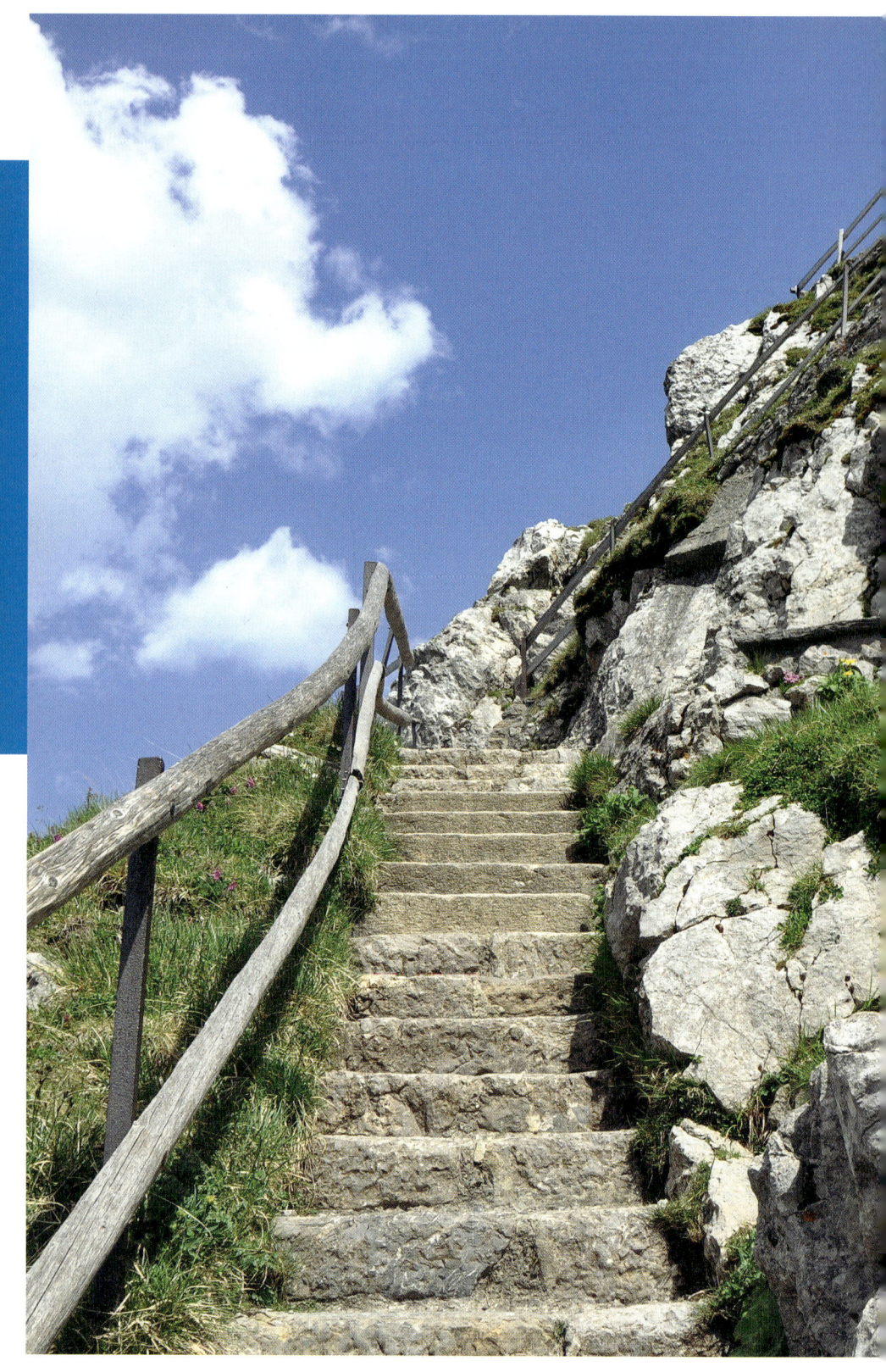

4. Übungssammlung

4. Übungssammlung

A Körperliches Wohlbefinden

Leistungsfähigkeit, Belastbarkeit, Stressverarbeitung

Ziele:
leistungsfähig werden; aktiver werden; Körper in Form bringen; wieder Antrieb bekommen; Belastungen bewältigen; körperliche Schmerzen reduzieren; in der Freizeit aktiv sein; besser atmen können; zur Ruhe kommen; Ausgleich zwischen Belastung und Erholung.

Auf die meist benannten zehn Hauptziele unserer Neutrauchburger Patienten, bezogen auf das körperliche Wohlbefinden, versuchen wir über die beiden Hauptthemen **A1 „Gehen"** und **A2 „Entspannung"** einzugehen.

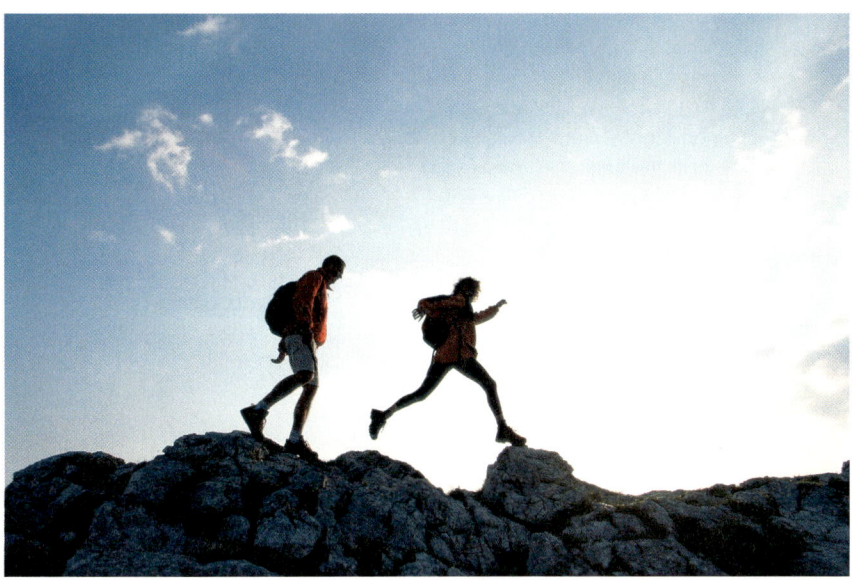

A1 Gehen

Übung A1.1 „3000 Schritte gehen"

Die Patienten werden gebeten, vorauszusagen, wie lange es in ihrem normalen Gehtempo dauert, 3000 Schritte in der Ebene zu gehen und wie viele ihrer Schritte sie dabei in einer Minute zählen werden. Anschließend gehen die Teilnehmer los und auf ein Startsignal hin zählt jeder Teilnehmer seine Schritte solange weiter, bis nach 60 Sekunden das Schritte Zählen beendet wird.

 Die Teilnehmer gehen in der Regel zwischen 80 und 130 Schritte in einer Minute, im Schnitt benötigen sie also für 3000 Schritte zwischen 27 und 30 Minuten. Die Voraussagen sind meist viel zu niedrig angesetzt.

Übung A1.2 „Walking"

Nachdem die Patienten vorab für eine Minute gezählt hatten, wie viele Schritte sie bei normalem Gehtempo in der Ebene zurücklegen, gilt es nun, im vorgegebenen langsamsten Walkingtempo 120 Schritte pro Minute zu gehen. Damit das erwünschte Tempo von Anfang an transparent wird, werden die Patienten gebeten, in 15-Sekunden-Abschnitten jeweils bis 30 Schritte zu zählen und das viermal pro Minute (4 x 30 = 120). Der Therapeut sagt dabei die Sekundenabschnitte jeweils laut an.

Anschließend wird versucht, 132 Schritte (4 x 33 = 132) im mittleren und 144 Schritte (4 x 36 = 144) im schnellsten Walkingtempo zu gehen.

Die Patienten schaffen in der Regel 120 Schritte pro Minute, nur wenige können 132 bis 144 Schritte bewältigen. Das für den Einzelnen passende Schrittempo richtet sich nach der Herzfrequenz/Minute (ca. 160 minus Lebensalter an Pulsschlägen) nach der Atemfrequenz/Minute (maximal 30 Atemzüge) und nach dem individuellen Wohlbefinden.

Übung A1.3 „Herz-Kreislauf-Test"

Vorab erlernen die Patienten ihre Herzfrequenz (HF) am Handgelenk oder, wenn nicht anders möglich, am Hals zu fühlen und für jeweils zehn Sekunden, diese zu messen beziehungsweise zu zählen (Minutenwert: 10 Sekunden x 6). Anschließend werden sie gebeten, zu Beginn (HF1), nach einem 90-Sekunden-Lauf auf der Stelle (HF2), und nach einer Minute Erholung (HF3) insgesamt dreimal ihre Herzfrequenz zu ermitteln. Daraus lässt sich dann ihr persönlicher Leistungsindex (LI) wie folgt berechnen:

$$LI = \frac{HF1 + HF2 + HF3 - 200}{10}$$

Bewertung LI:
< 0 = ausgezeichnet
0 – 2 = sehr gut
3 – 5 = gut
6 – 10 = durchschnittlich
11 – 14 = schwach
> 15 = unzureichend

Der errechnete Wert ist nur individuell zu interpretieren. Der Vergleich mit anderen Patienten ist nicht zulässig, da jeweils verschiedene Voraussetzungen vorliegen. Bei dem Test geht es um den momentanen Ausdauerzustand; schlechtere Testergebnisse sind durch Übung und Training leichter zu steigern. Schwieriger ist es, ein sehr gutes oder ausgezeichnetes Ergebnis dauerhaft zu bestätigen. Die wöchentliche Wiederholung bei gleichen Bedingungen (Zeit, Ort, Voraussetzungen) wird empfohlen. Eine Ausdauerverbesserung ist vom Gehen über den Wechsel von Gehen und Laufen bis hin zum alleinigen Laufen/Joggen noch besser zu erreichen.

Fazit der Therapieeinheit **A1 Gehen:**
Es soll darauf verwiesen werden, dass nach der europäischen Leitlinie für körperliche Aktivität „Gehen" als Sportart anerkannt ist. Darin wird empfohlen, täglich 30 Minuten zu gehen (cirka 3000 Schritte) und zusätzlich zwei- bis dreimal pro Woche für 20 Minuten intensiver die Ausdauer, zum Beispiel durch Walking, Laufen, Radfahren, Schwimmen, zu trainieren. An zwei bis drei Tagen in der Woche sollte ein zusätzliches Muskelaufbau-Training (zum Beispiel Gymnastik) durchgeführt werden. Herzfrequenz und Atmung bestimmen das Tempo, der Nichtschmerz die Muskelaufbau-Übungen.

*„Es ginge alles viel besser,
wenn wir nur mehr gingen".*
Johann Gottfried Seume, 1763 – 1810

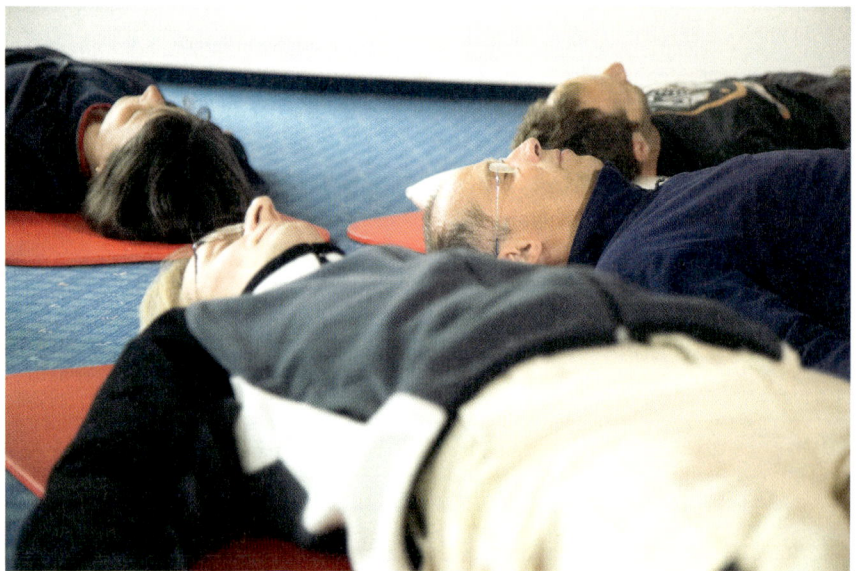

A2 Entspannung

Es gibt eine große Anzahl von aktiven Entspannungs- beziehungsweise Stressbe-wältigungsformen. Die bekanntesten sind das Autogene Training, die Progressive Muskelentspannung und das Qigong/Tai chi chuan. Da das Erlernen und Üben die-ser Entspannungsverfahren aber eine längere, tage- beziehungsweise wochenlange Zeit in Anspruch nehmen, sollen nachfolgend drei Übungen vorgestellt werden, die innerhalb kürzester, minutenlanger Zeit erlernbar sind.

Übung A2.1 „Stille"
Die Patienten sollen sitzend, besser noch liegend, ihre bestmögliche bequeme Position einnehmen, die es ihnen für fünf, zehn oder 15 Minuten erlaubt (Zeitvorgabe, der Patientengruppe und der Situation entsprechend), ohne eine Körperbewegung in die Stille hineinzuhören.

 Nach der Übung hinterfragt der Therapeut, wie es den Patienten körper-lich und gedanklich erging. Diejenigen, die körperliches Unbehagen verspürten, können bei einer Übungswiederholung beispielsweise ihre Position verändern, ein Lagerungskissen verwenden oder für eine größere Wärmezufuhr sorgen. Für die Patienten, die bei dieser Übung total abschalten konnten und weder körperlich noch gedanklich abgelenkt wurden, ist die Übung zur Entspannung geeignet.

All diejenigen, die bei dieser Übung durch viele, teilweise inhaltlich auch unterschiedliche, Gedanken nicht abschalten konnten, wird empfohlen, diese Übung nicht mehr durchzuführen, sondern es mit den beiden folgenden Alternativübungen auszuprobieren.

Übung A2.2 „Atmung"

Die Patienten werden gebeten, in sitzender, besser noch liegender Position, zu Beginn und am Ende der Übung jeweils für eine Minute ihre Einatmungszüge zu zählen. Der Therapeut gibt das Start- und Stoppsignal. Zwischendurch begleitet der Therapeut die Patientengruppe mit Hinweisen auf Bauchatmung, Atempause (am Ende der Ausatmungsphase) und Zeitdauer von Ein-/Ausatmung (Ausatmung etwas länger). Je nach Patientengruppe und Übungssituation, kann die Übung insgesamt zwischen zehn und 15 Minuten in Anspruch nehmen.

 Durch das Zählen der Einatmungszüge und die zwischenzeitliche Konzentration auf die eigene Atmung, bleiben andere (Alltags) Gedanken während der Übung – anders als bei der Übung A2.1 „Stille" – außen vor und jeder Patient kann ganz bei sich bleiben. Wenn es den Patienten gelingt, am Ende der Übung weniger Einatmungszüge als am Anfang zu haben und dabei im Liegen unter acht und im Sitzen unter zehn Einatmungszüge zu kommen, waren sie in diesem Moment in einem gesunden Gleichgewicht zwischen An- und Entspannung.

Übung A2.3 „Fingerübung"

Die Patienten werden gebeten, in sitzender, besser noch liegender Position ihre Hände auf die Oberschenkel oder neben den Körper zu legen, wobei sich dabei Hände/Finger nicht miteinander berühren und, wenn möglich, die Augen geschlossen werden sollten.

Der Therapeut leitet dann die Patienten mit ruhiger und langsamer Stimme an, ihre Hände und Finger im Verlauf der Übung nicht mehr zu bewegen. Zwischenzeitlich sollen die Patienten, zunächst mit der linken – und nach kleiner Pause – mit der rechten Hand versuchen, vom Daumen bis zum kleinen Finger und wieder zurück, ihre Finger jeweils nacheinander, gedanklich zu durchwandern. Das jeweilige Signal für die einzelnen Finger gibt der Therapeut mit ruhiger Stimme und in zeitlich versetzten, ca. 30- bis 45-Sekunden-Abständen. Am kleinen Finger und am Daumen wieder angekommen zu sein, kann der Therapeut stimmlich unterstützen mit: „Sie sind ganz ruhig und gelöst". Das Zurücknehmen der Übung unterstützt der Therapeut mit der ruhigen

Ansage: „Bitte alle zehn Finger wie beim Klavierspielen leicht bewegen; die Hände, Arme strecken; tief ein- und ausatmen und die Augen öffnen." Die Gesamtübung kann zwischen acht und zwölf Minuten dauern.

Durch die Konzentration auf alle zehn Finger kann der Patient das „Vorher" und „Nachher" während der Übung ganz ausschalten. Er beschäftigt sich dabei im „Hier und Jetzt", nur ganz im „Augenblick". Wem es gelingt, während der Konzentration auf die Finger, beispielsweise den eigenen Pulsschlag, ein Kribbeln, ein Wärmer- oder Schwerer-/Leichterwerden zu spüren, ist in diesem Moment in einem gesunden Entspannungszustand.

Fazit der Therapieeinheit **A2 „Entspannung":**
Es soll darauf verwiesen werden, dass zu einem regelmäßigen und dauerhaften körperlichen Wohlbefinden sowohl das Ausdauer- und Muskelaufbautraining wie auch das Entspannungs-/Stressbewältigungstraining gleichermaßen wichtig und lebensnotwendig sind. Dazu sollten tägliche zehn- bis 15-minütige Entspannungsübungen zusätzlich eingeführt und unbedingt beibehalten werden. Ob die täglichen Entspannungsübungen, so wie die oben benannten drei kleinen Übungen, durchgeführt oder als Autogenes-, Tiefenmuskel- oder Achtsamkeitstraining (MBSR) angewendet werden, spielt überhaupt keine Rolle. Dieses liegt einzig und allein an den Vorlieben des Übenden. Übrigens: Spielen, ein Buch lesen oder sich mit Freunden treffen, trägt auch zur Entspannung bei!

„Was ohne Ruhepausen geschieht, ist nicht von Dauer"
Ovid, römischer Epiker,
43 v. Chr. – 17 n. Chr.

Vom körperlichen zum psychosozialen Wohlbefinden

Bevor die nun folgenden Übungsbeispiele „B und C" sich allein dem psychischen und sozialen Wohlbefinden zuwenden, soll über die Übungseinheit A1 Gehen aufgezeigt werden, wie zugehörige Übungen nicht nur, wie oben benannt, für die körperliche, sondern auch für die psychosoziale Ebene der menschlichen Grundbedürfnisse eingesetzt werden können. Die Kunst des Therapeuten wird sein, die in diesem Buch aufgezeigten biopsychosozialen Übungsschwerpunkte den Zielen in den jeweiligen Patientengruppen, mit unterschiedlicher Übungsauswahl zuzuordnen.

Übung A1.4 „Auf der Bühne gehen"
Alle Patienten setzen sich im Halbkreis an die Wände des Raumes und bilden die „Zuschauerränge" für die kommende Aufführung. Auf die vor ihnen liegende „Bühne" können Patienten kommen und jeweils einzeln vor den Zuschauern umher gehen. Dabei bestimmt die Dauer, die Richtung und die Art und Weise des „auf der Bühne Gehens" der „Schauspieler" selbst. Erst wenn sich der Schauspieler zurück auf seinen Platz auf den Zuschauerrängen gesetzt hat, können andere Schauspieler, aber auch immer nur alleine, auf die Bühne neu kommen und dort gehen. Die Übung wird so lange durchgeführt, bis maximal 30 Sekunden lang kein Schauspieler mehr aufsteht, um auf der Bühne zu gehen. Von Anbeginn der Übung bis zu deren Ende darf kein Wort gesprochen werden. Die Schauspieler bestimmen bei der Übung selbst, ob sie dabei nur einmal, mehrere Male oder gar nicht auf die Bühne gehen möchten.

 Die Erfahrung lehrt, dass etwa dreiviertel aller Patienten das Angebot, einmal auf der Bühne zu gehen, nutzen; ein bis zwei Patienten gehen sogar mehrere Male. Am Ende der Übung, dann wieder weg von den Zuschauerrängen und im Kreis sitzend, stellt der Therapeut die Frage, ob irgendjemand etwas aufgefallen sei oder ob jemand, etwas zur Übung sagen möchte. Die zugehörigen Wortmeldungen kommen ausschließlich von denen, die auf der Bühne waren und beziehen sich meist auf Beobachtungen und auf die eigene Herausforderung, aufzustehen und vor allen Zuschauern zu gehen. Auf spezielles Nachfragen des Therapeuten begründen die Nichtgeher ihre Passivität mit fehlendem Mut oder einem bewussten Sitzenbleiben, weil sie im Alltag oft genug vor anderen sein und auftreten müssten.

Abschließend klärt der Therapeut darüber auf, dass zukünftig jeder Patient selbst zu entscheiden habe (auch in vergleichbaren anderen Alltagssituationen), ob er gehen oder sitzenbleiben möchte. Beides ist gleichermaßen in Ordnung, vorausgesetzt, dass der Patient es für sich selbst und nicht wegen der anderen so entschieden habe.

41

Übung A1.5 „Nebeneinander gehen"

Die Patienten sollen sich zu viert oder fünft zusammenfinden und dann mit ihrer jeweiligen Gruppe durch den Raum gehen. Dabei sollen sie, wenn möglich, auf einer gedachten Linie nebeneinander hergehen, ein Gleichschritt wird dabei nicht verlangt. Nachdem die einzelnen Gruppen drei bis fünf Minuten nebeneinander wortlos hergegangen sind, sollen sich die Einzelmitglieder innerhalb ihrer Gruppe darüber austauschen, wie sie die Übung erlebt haben.

 Alle Gruppen sind sich darin einig, dass es sehr schwer ist, in einem gemeinsamen Tempo, auf einer gedachten Linie nebeneinander herzugehen. Wegen der verschiedenen Körper- und Schrittlängen, des Körpergewichts und auch wegen der unterschiedlichen Belastbarkeit der Patienten ist ein nebeneinander Hergehen fast unmöglich. Nur durch ein langsamer oder schneller Gehen der einzelnen Gruppenmitglieder war ein Liniengehen, wenn überhaupt, möglich. Die Botschaft dieser Übung soll sein, dass bei einem zukünftigen Gehen in der Gruppe (Wandern oder Spazierengehen) ein tempomäßiges Unterteilen der Gruppe wahrscheinlich und auch sinnvoll ist.

Dabei muss bedacht werden, dass unterschiedliche Gewichtsklassen immer auch unterschiedliche Belastungsgrade bedeuten können und dass ein Warten der an der Spitze Gehenden immer auch ein Rücksichtnehmen auf die zum Schluss Ankommenden beinhalten sollte. Auch diese Personen benötigen noch ihre Pause, so dass ein Weitergehen der Schnellsten noch ein bisschen Zusatzzeit erfordert. Die hier aufgezeigte Warteregel gilt übrigens für alle Gruppen, ganz gleich ob beim Gehen, Radfahren oder Skilaufen.

Übung A1.6 „Stimmungsgehen"

Die Patienten sollen so durch den Raum gehen, dass ihnen schon von außen angesehen wird, wie schlecht es ihnen aktuell geht: Es ist nicht ihr Tag, am liebsten würden sie sich zu Hause ins Bett legen. Nachdem sie diesen Zustand für zwei bis drei Minuten eingenommen und beibehalten haben, sind sie jetzt aufgefordert, so zu gehen, dass ihnen von außen angesehen wird, wie außerordentlich gut es ihnen aktuell geht: Es ist ihr Tag und sie könnten auf der Stelle „die ganze Welt umarmen". Bei den beiden gegensätzlichen Stimmungszuständen sollen die Patienten jeweils auf ihr Tempo, ihre Körperspannung, ihren Gesichtsausdruck, ihr Blickfeld und ihre Haltung achten. Am Ende der Übung werden die Patienten vom Therapeuten gefragt, ob sie in den letzten Minuten, abhängig vom Stimmungszustand, Unterschiede im Gehen bemerkt haben.

 Alle Patienten bestätigen ausnahmslos, dass sie bei sich selbst aber auch bei den Mitpatienten sehr große Unterschiede in guter beziehungsweise schlechter Stimmung festgestellt haben. Der Therapeut gibt nun zu bedenken, dass wir alle, auch zukünftig, mit guten wie mit schlechten Stimmungslagen im Alltag zu leben haben. Wenn wir dann an diese soeben durchgeführte Übung denken könnten, wäre das von großem Vorteil. Denn über die äußere Haltung (Sitzen, Stehen, Gehen) kann sich direkt auch die innere Haltung verändern. Umgekehrt ist das natürlich auch möglich. Bevor der Patient also bei schlechter Stimmungslage gleich an eine Medikamenteneinnahme oder an die Hilfestellung des Therapeuten oder Arztes denkt, ist ein Besinnen auf die eigene Haltungsänderung vorab die beste Hilfe zur Selbsthilfe.

Fazit der biopsychosozialen Therapieeinheit **A1 Gehen:**
Den Patienten (aber auch den Therapeuten) soll aufgezeigt werden, dass bei ein und demselben Thema (hier „Gehen"), zugehörige Übungen auf der körperlichen (A1.1 bis A1.3) wie auch auf der psychosozialen Ebene (A1.4 bis A1.6) angeboten werden können. Bei der jeweiligen Auswahl der Übungen wird es dabei einmal um die unterschiedlichen Zielgruppen (Indikations-gruppen), zum anderen aber auch um die unterschiedlichen Zielsetzungen der Therapeuten gehen. Wichtig dabei erscheint mir, die Patienten im Vorfeld darüber zu informieren, was sie bei den folgenden Übungen zu erwarten haben. Meine Erfahrung mit psychosozial ausgerichteten Übungen ist die, dass Patienten zunächst sehr skeptisch sind gegenüber den neuen Inhalten, in der Folge aber immer mehr Verständnis dafür aufbringen und gerne mit solchen Übungen weiter arbeiten möchten.

„Jeder neue Schritt endet vor dem nächsten. Allein Du bestimmst, wie und wie weit Du gehen willst."

Bernd Mai (* 1957),
Buchautor und Fotograf

B Psychisches Wohlbefinden

Selbstwert, Handlungskompetenz, Identität

Ziele:
meinen Selbstwert steigern; mich wieder wichtig nehmen; wieder lachen und
mich freuen können; mein Leben in den Griff bekommen; meine Bedürfnisse
anmelden; mich zu wehren lernen; Entscheidungsfreude wieder finden;
positives Lebensgefühl wieder bekommen; meine Rolle klären;
Lebensperspektive in der Rente finden.

Auf diese meist benannten zehn Hauptziele unserer Neutrauchburger Patienten, bezogen auf das psychische Wohlbefinden, versuchen wir, über die vier Hauptthemen
B1 „Platz", B2 „Geben und Nehmen", B3 „Hetze und Hektik" und **B4 „Einschätzen"** einzugehen.

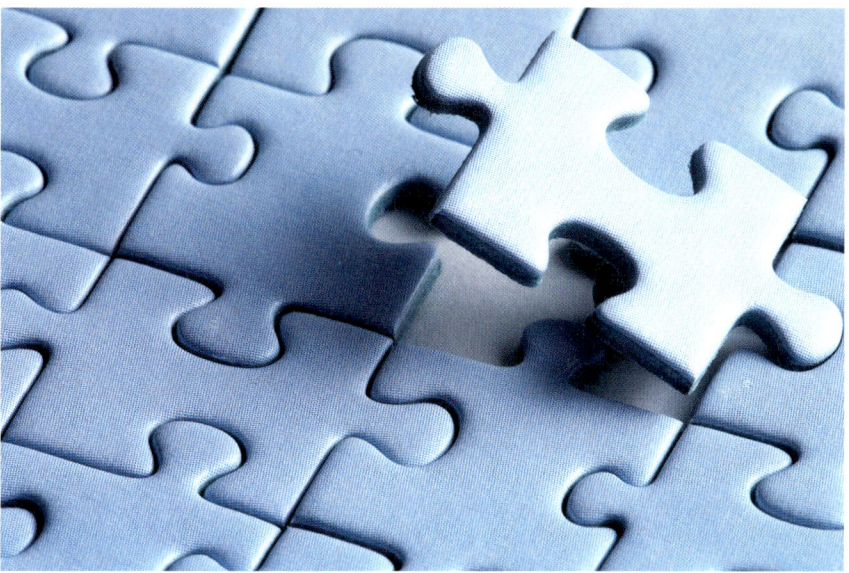

B1 Platz

Die Bedeutung des eigenen Platzes wird erst durch zugehörige Übungen und das Ausprobieren verschiedener Plätze bewusst.

Übung B1.1 „Wahrnehmung"

Die Patienten werden gebeten, im Raum umherzugehen und Höhe, Länge und Breite des Raumes wahrzunehmen; es können die Raummaße dann auch geschätzt und benannt werden. Daran anschließend soll sich jeder Patient auf dem Boden einen beliebigen Sitzplatz suchen, ohne seinen Rücken anzulehnen. Die Patienten werden nun vom Therapeuten darauf hingewiesen, dass sie während der nun folgenden fünf- bis zehnminütigen Übungsdauer die Augen immer geschlossen lassen und die Therapeutenfragen für sich allein, ohne zu sprechen, beantworten sollen. Wenn alle Patientenaugen geschlossen sind, beginnt der Therapeut mit der Frage: „Wie nehmen Sie den Raum jetzt im Sitzen wahr?" Nach kurzer Bedenk- und Wahrnehmungszeit werden die Patienten gebeten, aufzustehen und sich die gleiche Frage nochmals im Stehen zu beantworten. Im dritten und schwierigsten Schritt folgt dann ein Gehen durch den Raum (Selbstschutz durch vorgehaltene Arme und Hände).

Nach zwei bis drei Minuten Gehen sollen die Patienten wieder stehen bleiben und sich ein weiteres Mal die Eingangsfrage beantworten. Abschließend sollen die Patienten ihren Ausgangssitzplatz wieder finden, sich dort dann hinsetzen und die Augen weiterhin geschlossen halten. Erst wenn der Therapeut die Abschlussfrage gestellt hat: „Wie nehmen Sie den Raum jetzt wahr und hat sich während der Übung irgendetwas in Ihrer Wahrnehmung bezogen auf den Raum verändert?", können die Augen wieder geöffnet werden. Der praktische Teil der Übung ist damit beendet.

 Etwa zwei Drittel der Patienten bejahen die Frage nach einer Wahrnehmungs-Veränderung gegenüber dem Raum (zum Beispiel kleiner, größer, enger, weiter, tiefer, höher). Ein Drittel sieht die Raummaße vor und nach der Übung gleich. Der Therapeut gibt danach zwei Botschaften an die Patienten weiter. Obwohl alle dieselbe Übung durchgeführt haben, sind die Wahrnehmungen völlig unterschiedlich. So wie bei dieser Übung, verhält sich das auch im privaten wie im beruflichen Bereich, wenn wir mit anderen zusammen die gleiche „Tätigkeit" durchführen. Beispielsweise beim Wandern, Spielen oder beim Projektaufgaben lösen wird das gemeinsame Tun immer unterschiedlich wahrgenommen werden.

Zum zweiten verweist der Therapeut darauf, dass es gut sei, oftmals den eigenen „Hintern hochzuheben" (wie gerade in der Übung), um seinen aktuellen Platz einmal zu verlassen und dann möglicherweise Neues wahrzunehmen. Gerade im Älterwerden sei dies wichtig, um einem „nur noch an seinem Platz Bleiben" entgegen zu wirken und damit die Möglichkeit aufrecht zu erhalten, mit anderen Menschen zusammen zu kommen und weiterhin am Leben teilzunehmen.

Übung B1.2 „Alltagsplatz"

Die Patienten werden gebeten, durch den Raum zu gehen und sich einen Sitzplatz auf dem Boden, Hocker oder Stuhl dort zu suchen, wo es ihnen, mit der selbst gewählten Blickrichtung, aktuell am besten gefällt. Wenn alle Patienten ihren Platz gefunden haben, stellt der Therapeut die folgenden beiden Fragen: „Warum haben Sie sich gerade mit der eingenommenen Blickrichtung dorthin gesetzt, wo Sie jetzt im Moment sitzen?" und „Wo würden Sie Ihren Platz im Alltag definieren/sehen?" Nur, wer beide Fragen beantworten kann, steht auf und geht, ohne die anderen noch Sitzenden und noch Nachdenkenden zu stören, ruhig und langsam durch den Raum. Der Therapeut gibt den Patienten fünf bis zehn Minuten Zeit zur Beantwortung beider Fragen und beendet dann die Übung, unabhängig davon, ob alle Patienten schon gehen.

Die Übungs-Erfahrung lehrt, dass nahezu in jeder Patientengruppe, einige Patienten nicht beide Fragen in der vorgegebenen Zeit beantworten können. Der Therapeut erklärt, dass die erste Frage (warum dieser Platz) in der Regel von allen beantwortet werden könne, dass aber die zweite Frage (Alltagsplatz), viel tiefer ginge und auch viel schwerer zu beantworten sei. Bei der ersten Frage geht es darum, wie schnell sich jemand entscheiden kann, zwischen dem selbst aktiv Werden oder dem Aussuchen von noch übrigen Plätzen. Die zweite tiefer gehende Frage wurde gestellt, um die nachfolgende wichtige Information für alle Patienten weiterzugeben: „Jeder Mensch kommt im Laufe seines Lebens, ein oder mehrere Male, an einen Punkt, an dem diese Frage aktuell nicht beantwortet werden kann. Vergleichbar ist damit auch, dass der Mensch das Gefühl haben kann, mit ihm stimme etwas nicht. Sollte der Alltagsplatz aber über einen längeren Zeitpunkt als drei Monate fehlen oder dabei das Gefühl vorhanden sein, ein anderer Mensch zu sein, ist dringend (psycho)therapeutische Hilfe notwendig; der Internist, Gynäkologe/Urologe oder Orthopäde ist hierbei nicht der Ansprechpartner erster Wahl."

Übung B1.3 „Lieblingsplatz"

Die Patienten werden gebeten, durch den Raum zu gehen und darüber nachzudenken, an welchem Lieblingsplatz sie gerne einmal sein möchten. Wer seine Antwort gefunden hat, kann sich wieder in den Patientenkreis zurück setzen. Wenn alle ihren Lieblingsplatz kennen, ist die Übung beendet.

Der Therapeut hinterfragt zunächst einmal, wie realistisch der ausgedachte Lieblingsplatz zukünftig erreicht werden kann. Unabhängig davon, wie viele Patienten diesen Platz wirklich aufsuchen werden, kommt vom Therapeuten der Hinweis, dass wir solange Spaß und Freude im Leben haben werden, dass wir solange gesünder bleiben können, solange wir noch Wünsche und Visionen haben. Den gewohnten Lebensplatz einmal zu verlassen, um den Lieblingsplatz aufzusuchen, sollte ein lebenslanger Wunsch bleiben, zum Wohle der eigenen Gesundheit.

Fazit der Therapieeinheit **B1 Platz:**
In unserem Leben wird die Frage nach dem eigenen Platz, dem eigenen
Standort immer eine bedeutende Rolle spielen. Ist es für mich der richtige
oder falsche, selbst gewählte oder zugewiesene, einengende oder freie,
sonnige oder dunkle Platz? Unsere Platzwahl ist deshalb so wichtig, weil
unsere Handlungs- und Erlebnisbereitschaft von ihr abhängen. Das Gefühl am
eigenen Platz zu sein, ist gleichbedeutend mit Sicherheit, Ordnung, Entspannung beziehungsweise Ruhe und Einverständnis. In diesem Zusammenhang
sind auch Fragen erlaubt, wie beispielsweise: „Auf welche Art und Weise
verschaffe ich mir meinen Platz im Leben; welche Plätze habe ich in meinem
bisherigen Leben wie verteidigt; kenne ich Situationen, in denen ich mich
einengen lasse?" Abschließend ist noch folgende Empfehlung wichtig: „Mein
Lebensplatz" ist immer da, wo ich ihn für mich auswähle und definiere!"

*„Es gibt einen Platz, den Du füllen
musst, den niemand sonst füllen
kann und es gibt etwas für Dich zu
tun, das niemand sonst kann."*
Platon aus Athen, 428–347 v. Chr.

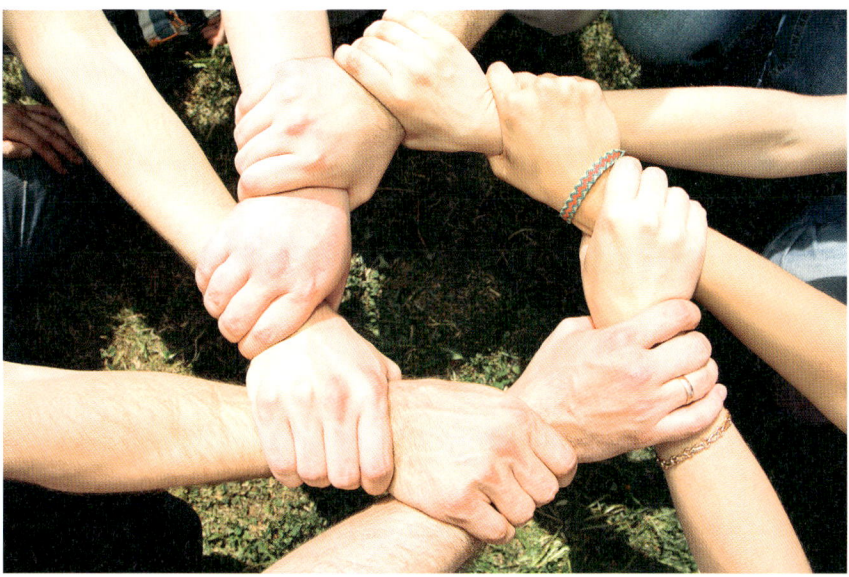

B2 Geben und Nehmen

Geben und Nehmen bestimmen unser Leben und ist in jeder menschlichen Beziehung enthalten. Durch die Aufmerksamkeit, die wir auf die eigene Art des Gebens und Nehmens richten, wird uns die eigene Wirkung auf unser Gegenüber bewusst.

Übung B2.1 „Händegeben"

Die Patienten gehen durch den Raum und werden gebeten, sich einen Partner zu suchen. Anschließend sollen sie für drei Minuten, ohne miteinander zu sprechen, paarweise, Hand in Hand, kreuz und quer durch den Raum gehen. Danach ist die Übung beendet, die Hände werden wieder gelöst und beide Partner sollen das in der Übung Erlebte miteinander austauschen, bevor der Therapeut in der großen Runde die Bedeutung der Übung erklärt.

 Zu Beginn der Übung wird darauf hingewiesen, dass all die Patienten, die ihrem Partner nicht die Hand geben können (wegen Nähe, Intimität, Geschlechterunterschieden) jederzeit die Möglichkeit haben, ohne Handhaltung nebeneinander zu gehen. Das betrifft drei Prozent aller Patienten. Nach Ende der Übung hinterfragt der Therapeut, ob die eben durchgeführte Übung überhaupt etwas mit „Geben und Nehmen" zu tun habe, die Mehrzahl der Patienten erkennt den Zusammenhang zum Thema.

Es soll darauf hingewiesen werden, dass ein „Geben und Nehmen" nicht immer nur mit einem bloßen „Geschenke verteilen" assoziiert werden darf, sondern auch auf einer viel subtileren Ebene stattfinden kann. Manchmal ist es nur ein zarter Händedruck, ein freundliches Lächeln, ein unterstützendes „angesehen Werden" oder ein „zur Seite stehen". Das alles kann ich aber nur „nehmen" oder auch „geben", wenn mein Gegenüber und ich sensibel für diese Zeichen der Nächstenliebe sind. Das setzt voraus, dass wir im Miteinander immer auch unsere Umwelt bewusst wahrnehmen sollten. Erst dann kann es zu einem gegenseitigen, wohltuenden Austausch kommen.

Übung B2.2 „Ist und Soll"

Der Therapeut teilt den Raum in zwei Hälften auf und bittet die Patienten, sich nebeneinander auf die Mittellinie des Raumes mit gleicher Blickrichtung zu stellen. Der Therapeut erklärt nun, dass die Patienten aktuell auf der „50:50-Linie" bezogen auf ihr persönliches „Nehmen und Geben" stehen, eine Raumhälfte steht für „Nehmen", die andere für „Geben". Aufgabe ist nun, dass jeder Patient für sich überlegt, wie sein bisheriges Leben (so weit erinnerbar) bezogen auf „Geben und Nehmen" verteilt war, um sich dann von 50 bis 100 Prozent, in der jeweiligen Hälfte, dorthin zu stellen, wo es für ihn persönlich stimmig erscheint. Etwa 90 Prozent aller Patienten stellen sich nun in die Hälfte des „Gebens" und dabei in der Mehrzahl zwischen 80 bis 100 Prozent.

Im zweiten Teil der Übung bittet nun der Therapeut alle Patienten, sich zu überlegen, wie sie es gerne in der Zukunft verteilt hätten, um sich dann anschließend auch dorthin zu stellen (Es folgt nun bei nahezu wiederum 90 Prozent aller Patienten eine große Verschiebung in Richtung „Nehmen", wobei sich die Mehrzahl zwischen 55 Prozent „Geben" und 55 Prozent „Nehmen" aufstellt.). Abschließend soll sich nun jeder Patient, der sich zukünftig mehr „nehmen" oder mehr „geben" möchte, überlegen, wie er das konkret im Alltag, in die Tat umsetzen kann.

 Es ist für alle Beteiligten mehr als offensichtlich geworden, dass die große Mehrzahl aller Patienten den Wunsch hat, zukünftig in ihrem Leben mehr zu „Nehmen". Der Therapeut unterstützt diesen großen Wunsch, in dem er darauf verweist, dass wir alle das Recht haben, zukünftig einen „gesunden Egoismus" zu leben, wobei wir die Mitmenschen nicht an den Rand oder in die Ecke drängen sollen. Wir dürfen dabei auch das „Geben" nicht ganz vergessen, aber an unser eigenes Wohlergehen zukünftig mehr zu denken, ist sehr wohl erlaubt. Wenn es uns persönlich besser oder gut geht, profitieren auch all diejenigen davon, die mit uns zu tun haben und die dann von uns auch „Nehmen" können. Schon in der Bibel steht geschrieben: „Liebe Deinen Nächsten so wie Dich selbst und tue Gutes, so wie Du es Dir selbst auch tust".

Zur Umsetzung des „mehr „Nehmen Könnens" werden drei Dinge immer wieder genannt:

1. „Ich werde endlich einmal meine Bedürfnisse bei anderen anmelden.
2. „Die Hilfe, die mir angeboten wird, nehme ich auch an oder ich fordere sie ein."
3. „Ich werde öfter einmal „Nein" sagen."

Bei den wenigen Patienten, die mehr „geben" möchten, werden benannt:

1. „Ich gebe meinem Partner, meiner Familie mehr Zeit."
2. „Ich werde mich mehr um meine Kinder, kranken Eltern etc. kümmern."
3. „Ich gebe Mitmenschen einen Teil von dem zurück, was sie mir gegeben haben."

All die Wünsche können nur dann wirklich in den Alltag integriert werden, wenn die Wünsche ganz konkret formuliert werden und durch den Patienten zu mindestens 95 Prozent umgesetzt werden *wollen*.

Übung B2.3 „Lob"

Die Patienten werden aufgefordert, darüber nachzudenken, wann sie das letzte Mal im Alltag gelobt worden sind und wann sie selbst einmal einem anderen Mitmenschen ein Lob ausgesprochen haben. Anschließend werden die Antworten in zufällig zusammengestellten Zweiergruppen besprochen, um dann in einer gemeinsamen Abschlussrunde, die Antworten und zugehörige Gedanken auszutauschen.

 Es ist auffällig, wie viele Patienten sich nicht daran erinnern können, wann sie das letzte Mal gelobt worden sind; gleichermaßen wird aber auch zugegeben, selbst niemanden in letzter Zeit gelobt zu haben. Wenn wir bedenken, dass das Lob ein wichtiges menschliches Bedürfnis ist, das wir alle gerne haben möchten (wer dies verneint, lügt oder macht sich selbst etwas vor) erstaunt es umso mehr, dass wir so sparsam mit Lob umgehen. Wenn wir jetzt noch bedenken, dass sich ein Lob direkt auf unser Selbstvertrauen auswirkt, wird es höchste Zeit, zukünftig häufiger, aber adäquat, an das Lob zu denken, im Geben wie im Nehmen.

Fazit der Therapieeinheit **B2 Geben und Nehmen:**

Die Lebensthemen Autonomie und Abhängigkeiten sind eng verknüpft mit der Frage, wann wir zu wenig oder zu viel geben und nehmen. Um ins gesunde Gleichgewicht zu kommen, müssen wir wach sein für die Motivation, auf dem unser Handeln und Einfühlen im Blick auf unser jeweiliges Gegenüber beruht. Dabei denken viele, dass sie nur dann etwas nehmen dürfen, wenn sie im Vorhinein etwas gegeben haben oder sie können nur dann etwas annehmen, wenn sie umgehend etwas zurückgeben dürfen. Ziel sollte es sein, absichtslos zu geben, wie auch aktiv und passiv zu nehmen, ohne dabei ein schlechtes Gewissen haben zu müssen.

„Es gibt Menschen, die immer die Gebenden sein möchten und es niemals zustande bringen, die Nehmenden zu sein. Diese Unfähigkeit, zu nehmen, ist vielleicht die verletzendste menschliche Hochmut."

Franz Victor Werfel, Schriftsteller, 1890–1945

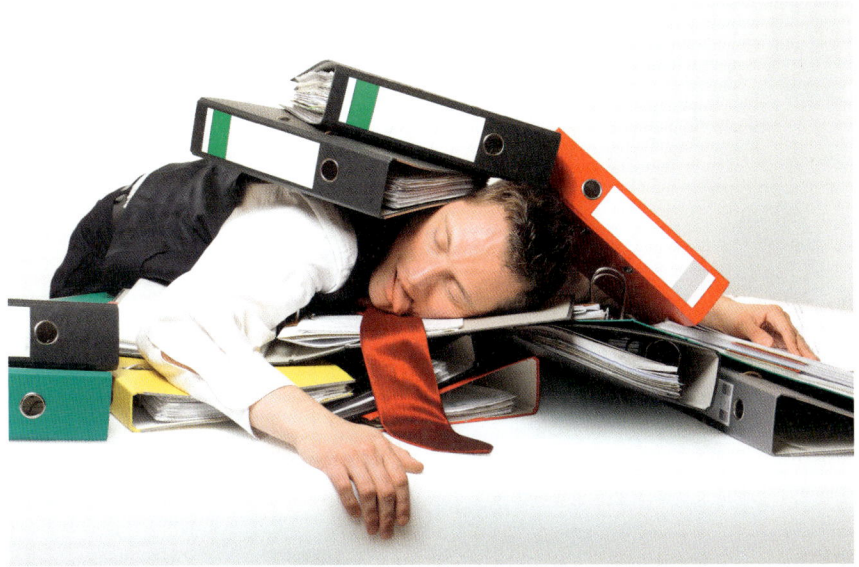

B3 Hetze und Hektik

Es gibt nur ganz wenige Menschen, die in ihrem Alltag, Hetze und Hektik noch nicht erlebt und kennengelernt haben. Viele davon sehen dabei aber nur die fremd gesteuerte Hetze und Hektik und nehmen nicht wahr, wie viel davon, allein an ihnen liegt.

Übung B3.1 „Sekundengang"

Die Patienten werden gebeten, durch den Raum zu gehen und in 60 Sekunden jeden ihrer Schritte zu zählen, um in einer Minute, exakt 60 Schritte im Sekundentempo zu gehen. Ziel ist dabei, nach dem Startsignal des Therapeuten, in 60 Sekunden genau 60 Schritte zu gehen beziehungsweise zu zählen. Sollten die Patienten schon vor dem Stoppsignal des Therapeuten bei 60 Schritten angekommen sein, sollen sie so lange weitergehen und zählen, bis die vorgegebene Zeit zu Ende gegangen ist.

Nach einem kurzen Hinterfragen der Schrittzahlen (in der Regel hat die Mehrzahl weit darüber gezählt) und einem zugehörigen Ergebnis-Erklärungsversuch des Therapeuten wird ein zweiter Versuch mit der gleichen Aufgabenstellung durchgeführt, wobei der Therapeut voraussagt, dass nun der Großteil aller Patienten das Aufgabenziel besser erreichen wird, das heißt, näher an den 60 Schritten liegen wird.

Die Mehrzahl aller Patienten (nahezu 90 Prozent) zählen regelmäßig mehr, als die vorgegebenen 60 Schritte, im zweiten Versuch ist es wirklich so, dass die Schrittzahlen wesentlich näher an die 60 Schritte herangekommen sind.

Was heißt das nun? Mit der Durchführung dieser Übung müssen die Patienten akzeptieren, dass ihr „Schneller sein" als 60 Schritte pro Minute nicht von außen, sondern ganz allein von ihnen selbst gesteuert wird. Der zweite Versuch zeigt zusätzlich sofort auf, dass durch ein Bewusstmachen des eigenen Verhaltens (Schritte gehen und zählen), durch die vorherige Information und Selbsterfahrung, das Ergebnis (das eigene Verhalten) zum Positiven verändert werden kann. Jede gewünschte Verhaltensänderung ist nur dann möglich, wenn im Vorhinein ein Bewusstwerden der jeweiligen Situation oder des eigenen Verhaltens möglich ist.

Übung B3.2 „Stehenbleiben"

Alle Patienten werden gebeten, gemeinsam durch den Raum zu gehen und dann stehen zu bleiben, wenn sie es persönlich so wollen. Allerdings muss die Konsequenz des Stehenbleibens klar sein. Die Person, die stehen bleibt, muss so lange stehen bleiben, bis die letzte Person auch stehen geblieben ist. Somit weiß keiner im Vorhinein, wann die Übung zu Ende sein wird. Die Zusatzaufgabe besteht darin, dass jeder Patient im Augenblick seines Stehenbleibens nur alleine stehen bleiben darf und nicht gleichzeitig, zusammen mit anderen Patienten. Um das jeweilige Stehenbleiben für alle transparent zu machen, wird jeder Patient gebeten, bei seinem Stehenbleiben, laut und deutlich seinen Namen (Vor- oder Nachname bleibt freigestellt) zu sagen, ein sonstiges Sprechen bleibt während der Übung untersagt.

Wenn der letzte Patient stehen geblieben ist und die Übung dadurch beendet wird, fragt der Therapeut die Patienten, wer vom gemeinsamen Losgehen bis zum Stehenbleiben des letzten Patienten die Zeitspanne als zu lang empfunden habe.

In der Übung können die Patienten erleben, wie sie damit umgehen können, im Stehenbleiben auf die anderen zu warten (Hetze, Hektik). Andererseits können sie erfahren und erkennen, ob sie in der Lage sind, trotz des Stehenbleibens der anderen Patienten, noch weiter zu gehen (Gruppendruck). Bei der anschließenden Frage des Therapeuten, wem es bis zum Stehenbleiben der letzten Person zu lange gedauert habe, sind die Antworten ganz unterschiedlich verteilt. Diese sind abhängig von der Gesamtlänge der Übungsdauer und dem zugehörigen individuellen Empfinden. Daraus ergibt sich, dass bei einer gleichen Übung, wie auch bei einer gemeinsamen Aufgabe (zu Hause in der Familie oder am Arbeitsplatz), diese von allen Beteiligten unterschiedlich wahrgenommen wird. Die Empfehlung dazu lautet: „Da ich es ohnehin nicht allen recht machen kann, weil wir unterschiedlich wahrnehmen, denke ich zukünftig mehr an das, was ich machen möchte; nicht die anderen, sondern ‚Ich' bestimme mein Tun".

Übung B3.3 „Körpersignal"

Die Patienten haben die Aufgabe zu überlegen, wann sie das letzte Mal, bei welcher Gelegenheit, Hetze und Hektik verspürt hatten und wie und wo dabei, ihr Körper mit welchen Signalen reagiert habe. Nach Beantwortung der Frage kommen alle Patienten im Kreis zusammen und jeder Patient ist aufgefordert, sein Körpersignal (nicht die Gelegenheit) zu benennen. Es bleibt den Patienten aber freigestellt, ihr Signal auszusprechen oder nicht.

 Es ist auffallend, dass innerhalb kürzester Zeit, jeder Patient die Situation, in der er Hetze und Hektik verspürt hatte, zurückerinnern und dazu sein passendes, sich immer wiederholendes Körpersignal benennen kann. Die Patienten sind gerne bereit, darüber zu sprechen, und sind dabei sehr erfreut, wenn sie hören, dass Mitpatienten gleiche oder ähnliche Symptome haben. Abschließend empfiehlt der Therapeut, bei Wiederholung der Körpersignale in Stresssituationen, diese ernst zu nehmen und sie nicht einfach so zu akzeptieren. Noch dazu mit dem Gedanken, dass dieses Körpersignal ja schon lange bekannt sei und bald wieder, so wie bisher auch, verschwinden werde. Der Therapeut fügt an, dass dies glücklicherweise bisher so war, dass es aber im Älterwerden dem Körper immer schwerer gelänge, diese Stresssituationen dauerhaft zu beherrschen oder zu kompensieren.

Zukünftig ist ein Innehalten wichtig, um dabei den Stressauslöser selbst zu finden und zu definieren. Über diesen Weg der „Mentalisierung" wird es dann immer besser gelingen, zukünftig anders auf die Stressoren zu reagieren, um letztendlich der „Stressfalle" ganz zu entgehen.

Fazit der Therapieeinheit **B3 Hetze und Hektik:**
Die oben benannten drei Übungen sollen dazu beitragen, den Unterschied zwischen fremd- und selbstgesteuerter Hetze und Hektik (negativem Stress) aufzuzeigen. Nur wem es gelingt, die eigenen Anteile, in Stresssituationen wahrzunehmen und deren Auslöser zu erkennen, kann zukünftig die eigene Reaktion auf die vielen, teilweise noch unbekannten und überraschenden Stressoren zum Positiven verändern. Ergänzend gilt festzuhalten, dass sich die Menschen und Situationen (Stressoren), die uns im Alltag in Hetze und Hektik versetzen, zukünftig kaum verändern und uns auch weiterhin begegnen werden. Die einzige Chance, Hetze und Hektik zu entgehen, besteht darin, die eigene Reaktion, das eigene Verhalten gegenüber krankmachenden Stressoren zu verändern – und hierfür sind wir einzig und alleine selbst verantwortlich.

„Je mehr Du eilst,
je mehr Du in Hetze und Hektik bist,
desto weniger wirst Du verrichten."
Leo Nikolajewitsch Graf Tolstoi,
1828–1910

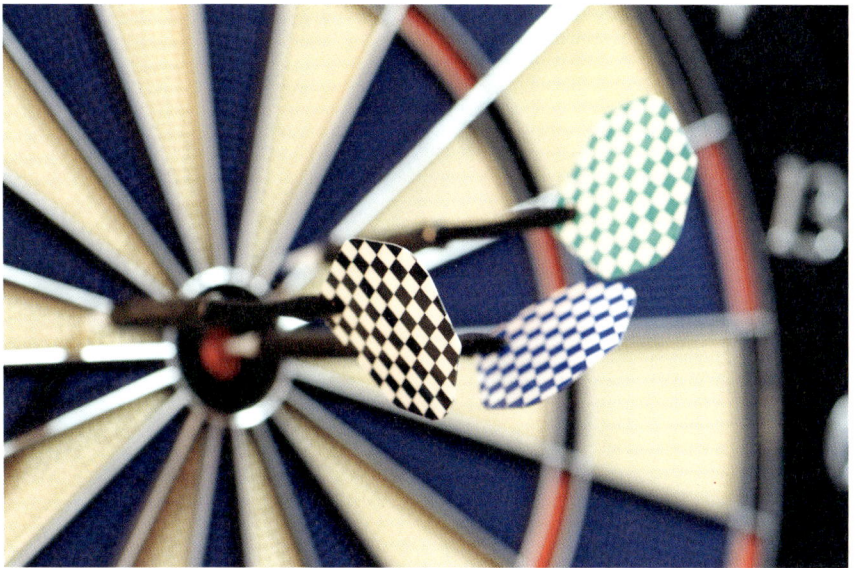

B4 Einschätzen

Einschätzen ist eine Form von Schätzen. Ich kann jemanden oder etwas
einschätzen; ich kann jemanden wertschätzen; ich kann mich auch glücklich
schätzen – aber ein Verschätzen ist jederzeit auch möglich. Wir sehen, wie
bei so vielen Themen zuvor: ein Thema und doch so viele Deutungen oder
„Einschätzungen".

Übung B4.1 „Zeit"

Die Patienten werden gebeten, auf ein Startsignal hin loszugehen und dann
stehen zu bleiben, wenn nach ihrer persönlichen Meinung, genau drei Minuten vorüber sind. Die Übung ist dann beendet, wenn der letzte Patient nach
„seinen" drei Minuten stehen geblieben ist. Der Therapeut informiert darüber,
dass er im Auge behält, wann der erste, der exakt Treffende, der letzte Patient
stehen geblieben ist und, ob der Großteil der Gruppe vor oder nach drei
Minuten stehen bleibt.

Die Übungs-Erfahrung lehrt, dass die ersten Patienten ungefähr eine
Minute vor der vorgegebenen Zeit stehen bleiben, ein bis drei Patienten
die Zeit nahezu genau einhalten und der letzte Patient etwa 30 bis 45
Sekunden länger geht. Der Großteil der Gruppe bleibt vor der festgelegten Zeit von drei Minuten stehen. Auch bei dieser Übung kann verdeutlicht werden

(wie bei dem Übungsbeispiel B3 „Hetze und Hektik"), dass die Patienten viel schneller waren, als sie hätten sein müssen.

Übung B4.2 „Gegenüber"

Die Patienten sollen sich zu zweit zusammenfinden, sich dabei auch vorstellen (Vor- oder Nachname bleibt freigestellt) und sich paarweise mit einem Meter Abstand gegenüber stehen. Die Aufgabe lautet, dass jeder sein Gegenüber mit Körperlänge, Gewicht und Alter einschätzen soll. Nach dem beiderseitigen Einschätzen, dürfen die echten, persönlichen Kennzahlen auch ausgetauscht werden. Am Ende der Übung kommt die Gruppe im Kreis wieder zusammen.

Der Therapeut stellt nun die Frage, wer heute oder auch beim Einschätzen von einer anderen Person im Alltag, nichts als die „reine Wahrheit" hören möchte; die Patienten bejahen dies meistens bis zu 100 Prozent. Umgekehrt fragt der Therapeut dann, wie sich die Patienten verhielten, wenn sie andere Personen einschätzen würden; die Patienten gaben jetzt nur noch zu ungefähr 75 Prozent an, dass sie die „reine Wahrheit" sagen würden. Es besteht also eine Diskrepanz zwischen selbst geschätzt werden (100 Prozent) und andere Personen einschätzen (75 Prozent). Wenn ich selbst für mich in Anspruch nehme, die volle Wahrheit zu hören, warum dann im anderen Fall „rosa rot" färben? Um authentisch zu bleiben, darf ich beim Einschätzen immer bei der Wahrheit bleiben, erst recht, wenn mich mein Gegenüber um einen Schätzwert bittet.

Übung B4.3 „365 Tage"

Die Patienten werden gebeten, im Gehen, alleine einzuschätzen, was in den nächsten 365 Tagen, also vom heutigen Datum bis genau in einem Jahr, alles so sein werde. Wenn sie mit ihrer Einschätzung fertig sind, sollen sie bitte stehen bleiben. Anschließend sollen sich die Patienten paarweise zusammenfinden und einer erzählt dem anderen, was er für sich alles eingeschätzt habe. Es wird vorab noch vom Therapeuten hinzugefügt, dass der Zuhörende, das Gesagte gut speichern solle.

Wenn die Paare sich gegenseitig alles erzählt haben, kommen sie in Kreisform zurück und der Therapeut entschuldigt sich zunächst für die „dumme" Frage, die doch von Niemandem richtig zu beantworten sei, da keiner von uns voraussehen könne, wie die Zukunft aussehen würde. Dennoch haben die Patienten die Frage für sich beantwortet und sich auch rege mit dem Partner ausgetauscht. Der Therapeut fragt die jeweiligen Zuhörer deshalb, ob sie von ihrem Partner a) gar nichts, b) von der großen weiten Welt (Klima, Jahreszeiten oder Politik), c) Persönliches und Berufliches oder d) eine Mischung von „b und c" gehört haben. Wenn die zuhörenden Patienten, eine der Antworten „a bis d" gehört haben, dürfen sie beim jeweiligen Nachfragen des Therapeuten, einen Schritt zur Kreismitte vortreten.

 Es ist wirklich verblüffend, dass höchstens ein bis zwei Patienten keine Antwort gegeben („dumme Frage") und dass die Mehrzahl der Patienten sich für die Antwort „c = Persönliches und Berufliches" entschieden haben. Der Therapeut begrüßt diese Antwort sehr, da er es für einen guten Weg erachtet, an das Persönliche und Berufliche zu denken und die „große weite Welt" bei dieser Frage außen vor zu lassen. Auch bei dieser Übung wird der „gesunde Egoismus" thematisiert.

Fazit der Therapieeinheit **B4 Einschätzen:**
Das Thema „Einschätzen" beinhaltet immer auch die beiden Anteile „Selbst- und Fremdeinschätzung", oft kommt es dabei zu einer großen Diskrepanz. Diese kann nur dann klein gehalten werden, wenn wir zukünftig versuchen, mit unserem Gegenüber, anstehende Gesprächsthemen nicht nur selbst einzuschätzen, sondern diese mit der Meinung der anderen Mitmenschen (vor allem bei Partner und Vorgesetzten) abzugleichen. Dabei wird der Verzicht von jeder Art des vorab „Vergleichens oder Beurteilens" empfohlen, da diese Form der „Einschätzung" sehr schnell zu Leid und großem Unwohlsein führen kann.

„Wir sind nur insofern zu achten,
als wir uns einzuschätzen wissen."

Johann Wolfgang zu Goethe,
1749–1832

C Soziales Wohlbefinden

Beziehung, Lustgewinn, Zugehörigkeit

Ziele:
wieder am Leben teilhaben; Beziehung zu Eltern und Ehepartner lösen;
mit Partner wieder besser auskommen; Harmonie in der Familie erleben;
mit anderen lachen können; wieder sozial aktiv werden; wieder auf jemanden
zugehen können; Anpassung und Abgrenzung erlernen; nicht allen gefallen
müssen; sich wieder öffnen können.

Auf die oben meist benannten zehn Hauptziele unserer Neutrauchburger Patienten, bezogen auf das soziale Wohlbefinden, versuchen wir über die vier Hauptthemen **C1 „Wünsche", C2 „Führen", C3 „Spielen" und C4 „Gruppe"** einzugehen.

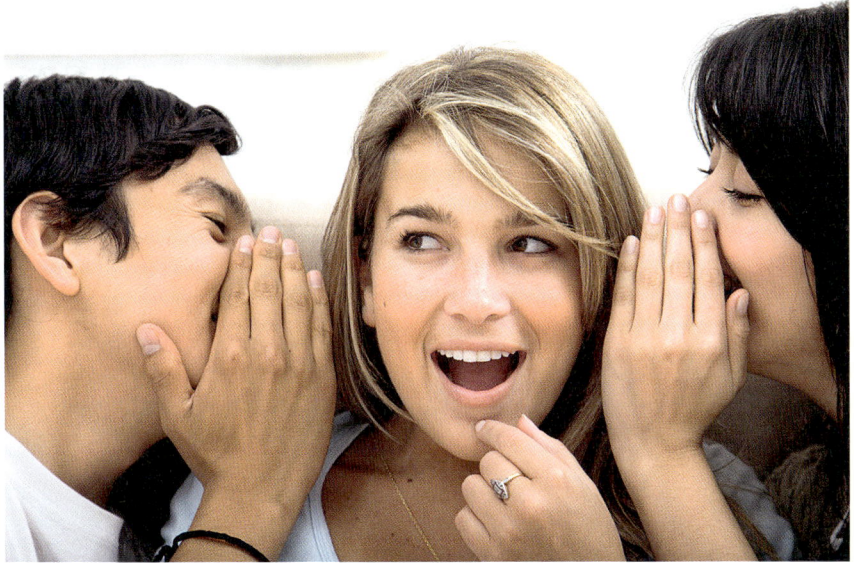

C1 Wünsche

Wünsche sind ein Begehren nach einer Person, einer Sache oder einer Fähigkeit. Dieses Begehren nach einer Wunscherfüllung ist eine starke Kraft, Ziele für sich selbst oder für einen anderen zu erreichen.

Übung C1.1 „Menschen"

Jeder Patient soll im Gehen für sich überlegen, was er sich von den Mitmenschen an seinem Wohnort (bekannt wie unbekannt, Freund wie Feind, privat wie dienstlich) am allermeisten wünschen möchte. Es geht dabei nicht um ganze Sätze oder viele Wünsche, sondern nur um einen einzigen Begriff, um ein einziges Wort. Wenn der Patient für sich seinen Begriff gefunden hat, soll er stehenbleiben. Nachdem alle Patienten zum Stehen gekommen sind, sollen sie sich paarweise zusammentun, beide Begriffe austauschen und sich letztendlich für einen der beiden Begriffe entscheiden. Eine Mischung aus beiden Begriffen ist nicht erlaubt, es soll zu einer Entscheidung kommen, auch wenn bei einer Nichteinigung, die „Münze" zur Begriffsfindung geworfen werden muss. Wenn alle Paare zu einer Einigung gekommen sind, wiederholt sich das gleiche Auswahlprinzip zu viert oder zu acht. Die genaue Gruppeneinteilung ist von der Gesamt-Patientenzahl abhängig und ist auch in zahlenmäßig anderer Zusammensetzung möglich. Übungsziel soll sein, dass zum Schluss der Übung, zwei, drei oder vier Patientengruppen ihren jeweiligen Begriff allen

Patienten benennen. Damit der Erstbegriff jedes Patienten, den er zu Beginn der Übung sich selbst ausgedacht hatte, nicht verloren geht, werden alle Patienten abschließend gebeten, diesen vor der Gruppe zu benennen.

Über den Übungsaufbau (Einzelpatient bis zu aufsteigenden Patientengruppen) wird dem Einzelnen gespiegelt, wie er sich in kleinen oder großen Diskussionsgruppen verhält. Jeder Patient kann ausprobieren, einmal nachzugeben, sich durchzusetzen oder auch mal den Zufall („Münze werfen") entscheiden zu lassen. Zu den Begriffen, die sich mehrheitlich in den zwei, drei oder vier Abschlussgruppen herauskristallisiert haben (Verständnis, Respekt, Wertschätzung, Toleranz, Lächeln) fügt der Therapeut folgendes an: „Wenn sich die Mehrheit unserer Gruppe diese Begriffe wünscht, wäre es doch angezeigt, dass wir ab sofort den anderen Mitmenschen so begegnen, wie wir es uns selbst gewünscht haben. Nur so kann es gelingen, dass unsere Begriffs-Wünsche von meinem Gegenüber aufgenommen und letztendlich auch mir wieder entgegengebracht werden." Die Eingangsfrage nach einem Wunsch, kann auch mit Wünschen zu anderen Themen, wie beispielsweise: „Was wünsche ich mir von meinem Partner, Kollegen oder Chef am allermeisten?" umformuliert werden!

Übung C1.2 „Grundbedürfnisse"

Der Therapeut erklärt vorab nochmals die drei großen Gruppen der menschlichen Grundbedürfnisse (körperlich, psychisch, sozial) mit ihren Untergruppen wie Fitness; Selbstbewusstsein, Selbstkontrolle; Autonomie, Zusammensein. Dann stellt er den Patienten die zugehörige Übungsfrage: „Welche zwei Grundbedürfnisse wünschen sie sich von den drei oben benannten am meisten, auf welches könnten sie am ehesten verzichten?" Die Patienten werden gebeten, dabei zu gehen (Konzentrations-Verbesserung) und sobald sie ihre Entscheidung getroffen haben, stehen zu bleiben. Wenn sich alle Patienten festgelegt haben, sollen sie sich paarweise zusammenfinden und ihre Gedanken dem Partner mitteilen. Abschließend kann jeder Patient, wenn er möchte, seine Gedanken auch in der Patientengruppe benennen und seine Auswahl erklären; dabei ist ein Hinterfragen der anderen Patienten nicht gestattet.

Über die Übungs-Fragestellung soll erreicht werden, dass jeder Patient sich zum einen der menschlichen Grundbedürfnisse wieder bewusst werden kann und zum anderen, sich mit seinen ganz persönlichen Grundbedürfnissen auseinandersetzen muss. Der Therapeut fügt abschließend an, dass es für die eigene Gesundheit ganz wichtig sei, mindestens zwei der drei menschlichen Grundbedürfnisse, dauerhaft im Alltag zu befriedigen.

Übung C1.3 „Hobbies"
Die Patienten werden gebeten, durch den Raum zu gehen und sich zu überlegen, welches ihrer Hobbies sie am liebsten selbst durchführen. Anschließend sollen sie sich zu zweit zusammenfinden, um dem Partner, pantomimisch, das eigene Hobby vorzustellen, der jeweilige Partner versucht es zu erraten.
Im zweiten Teil der Übung soll jeder Patient für sich überlegen, welches Hobby er zukünftig gerne noch zusätzlich erlernen und ausführen möchte. Auch jetzt findet wieder mit dem Partner ein gegenseitiger Austausch statt, dieses Mal aber nur sprachlich, ohne Pantomime. Am Ende dieser zweigeteilten Übung, kommen alle Patienten im Sitzkreis wieder zusammen.

Die Übung zeigt, dass die meisten Patienten zwar ein aktuelles Hobby für sich definieren können, die Zeit dafür aber, gar nicht oder zu wenig im Alltag vorhanden ist.

Ein Wunsch-Hobby haben alle Patienten, aber nur ein Drittel hält die zukünftige Realisierung für tatsächlich machbar. Ein Ziel dieser Übung soll sein, dass sich jeder Patient über seine eigenen vorhandenen Ressourcen bewusst werden kann und diese auch nachhaltig wieder umsetzen möchte. Zum anderen sollen die Patienten ihren Wünschen (Hobbies) nachgehen und auch praktisch versuchen dürfen, diese in der Realität zu verwirklichen.

Fazit der Therapieeinheit **C1 „Wünsche":**
Viele Patienten sind so beschäftigt mit ihrem eigenen Leid und den zugehörigen negativen Gedanken, dass für sie, aktuell kein Lichtblick, kein Ausblick mehr auf Besserung bestehen kann. Ihre Gedanken kreisen in der Hauptsache um das, was in der Vergangenheit einmal gut gewesen ist, was sie heute nicht mehr haben können und was sich in der Gegenwart alles zum schlechten entwickelt hat. In diesen Teufelskreis der Gedanken und des Erlebens hinein, sollen Dinge bedacht werden, die beim Patient positiv besetzt sind und die an seine noch vorhandenen Kraftreserven erinnern sollen. Die Frage nach persönlichen Hobbies kann dabei eine große Hilfestellung sein.

Abschließend soll angemerkt werden, dass die Wünsche der Patienten, nur in den seltensten Fällen von ihren Augen abzulesen sind. Es ist also statthaft und notwendig zugleich, dass Patienten ihre Wünsche vor anderen selbst benennen, ansonsten bleiben Wünsche leider unerfüllt – das sollte so nicht mehr sein.

„Ich bin zu alt, um nur zu spielen,
zu jung, um ohne Wünsche zu sein."
Johann Wolfgang v. Goethe, 1749–1832

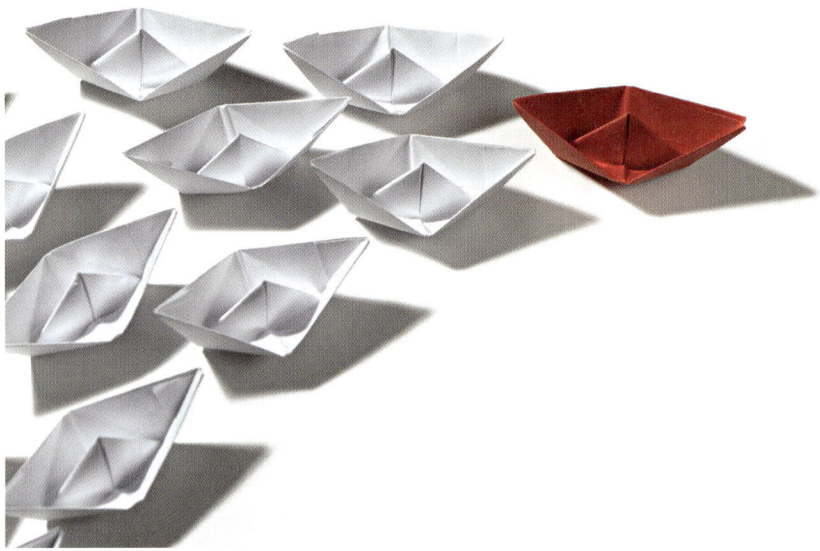

C2 Führen

Das Thema „Führen" beschäftigt uns im privaten genauso wie im dienstlichen Bereich. Es geht dabei um das Miteinander und das zwischenmenschliche Tun, das aber meist nur auf der unbewussten Ebene stattfindet.

Übung C2.1 „Fingerzeig"

Die Patienten finden sich paarweise zusammen, wobei die Paare hinterein-ander stehen sollen. Die vordere Person schließt die Augen und die hintere Person hat die Aufgabe, die blinde Person nur mit einem Finger (Zeigefinger), durch den Raum zu führen. Dabei gilt folgende Führungs-Regel: Wenn der Finger den Körper berührt, ist Gehen angesagt, gibt es keine Körperberührung, bleibt die geführte blinde Person stehen. Zum Vorwärtsgehen wird der Rücken berührt, zum Rückwärtsgehen die Stirn, zum rechts Herumgehen die rechte und zum links Herumgehen die linke Schulter. Der sehende, führende Partner soll während seiner Führungsaufgabe darauf achten, wie schnell sein blinder Partner auf die Fingerberührung oder deren Fehlen an den betreffenden, oben benannten, Körperstellen reagiert.

Die Erfahrung lehrt, dass viele blinde Patienten eine lange bis sehr lange Reaktionszeit haben und bei Wegziehen des Fingers noch 50 bis 100 Zentimeter weitergehen und zusätzlich das Schultertippen für die rechte/ linke Körperdrehung verwechseln. Umgekehrt führt aber auch die Führungsperson ungenau, in dem sie teilweise mit beiden Händen gleichzeitig führt und Zusammenstöße nicht vermeiden kann. Die Übung soll verdeutlichen, dass die zu führende Person, auch außerhalb des Blindseins, zukünftig viel aufmerksamer auf die Signale (Ansagen) der Führungsperson zu achten hat. Die führende Person hat dabei die Aufgabe, ihre Signale klar und deutlich aufzuzeigen (zu formulieren).

Übung C2.2 „Gegenstände"
Die Patientengruppe wird in zwei zahlenmäßig gleiche Hälften aufgeteilt, wobei die eine Hälfte im Innen-, die zweite im Außenkreis steht. Die Patienten im Innenkreis werden gebeten, die Augen zu schließen und darauf zu warten, welcher Patient sie aus dem Außenkreis führen wird. Der sehende Führende hat nun folgende Aufgabe: Er sucht sich einen blinden Partner aus dem Innenkreis und führt diesen, ohne miteinander zu sprechen, zu zwei Gegenständen im Raum. Wegen der „Sprachlosigkeit" beider Partner muss die Führungsperson Handkontakt aufnehmen und vorab überlegen, wie sie den blinden Partner am besten führen kann. Nachdem dieser durch den Raum zu den beiden Gegenständen geführt worden ist, wird die blinde Person wieder in den Innenkreis zurückgeführt. Dort muss sie so lange die Augen geschlossen halten, bis die letzte blinde Person auch zurück gebracht worden ist.

Auf ein Therapeutenzeichen hin, öffnen sich jetzt alle Augen, die jeweiligen Führungspersonen, die sich zuvor zusammengestellt haben, bleiben aber weiterhin noch unbekannt. Zunächst sollen die blinden Personen vor allen Patienten noch mitteilen, ob sie bei einer Wiederholung der Übung durch dieselbe Führungsperson, genauso geführt werden möchten oder ob es irgendeine, wenn auch nur kleine Veränderung geben sollte. Erst nach der Benennung aller Veränderungswünsche, gehen die Führungspersonen auf ihren jeweiligen Partner zu und geben sich damit zu erkennen. Es folgt ein kurzes Partnergespräch zur Klärung des gemeinsamen Weges und der beiden gefühlten Gegenstände. Anschließend werden die Rollen getauscht und die Übung wird nochmals durchgeführt, wobei sich gleiche oder auch neue Paarungen ergeben können.

Die Übung zeigt, dass die meisten Patienten bereit sind, die Augen zu schließen und sich, auch von einer fremden Person, führen zu lassen. Ausnahmen gibt es immer, wobei das Augenschließen und das Anfassen als Hauptgründe angeführt werden.

Durch das Nachfragen bei den blinden Personen, ob im Wiederholungsfall Veränderungen vorgenommen werden sollen, kann aufgezeigt werden, dass das eigene Tun, das eigene Denken nicht unbedingt deckungsgleich sein muss mit dem des Partners. Allzu leicht setzen wir im Zusammensein mit anderen Personen voraus, dass deren Handlungen und Gedanken den eigenen entsprechen müssten.

Wenn es in unserem Alltag zukünftig um „Führung" wie auch um das „Geführt werden" geht, muss beidseitig miteinander gesprochen werden (Ausnahme zur Verdeutlichung nur in der oben benannten Übung). Ein Austausch beider Rollen, im privaten wie im dienstlichen Bereich, ist die Voraussetzung für ein gutes Miteinander, zum Wohle aller Beteiligten.

Übung C2.3 „Ansage"
Es finden sich jeweils zwei Patienten zu Paaren zusammen. Der zu führende Partner schließt die Augen, die sehende Führungsperson versucht, ohne Körperkontakt, nur über das gesprochene Wort, seine Anweisungen zu geben. Ziel ist, dass bei gleichzeitigem Losgehen aller Paare, die sich vorher im Kreis stehend aufgestellt hatten, versucht wird, die andere Seite des Raumes zu erreichen und auch wieder an den Ausgangspunkt zurück zu kommen. Erst wenn alle Paare an ihrem Ausgangspunkt angekommen sind, dürfen die blinden Partner die Augen wieder öffnen. Nachdem es unmittelbar nach dem ersten Versuch, einen Rollentausch mit gleicher Aufgabenstellung gegeben hat, können sich beide, jetzt wieder sehenden Partner austauschen. Abschließend folgt dann der Therapeuten-Kommentar zur Übung.

Im Gegensatz zur vorherigen Übung „C2.2 Gegenstände" muss jetzt, zumindest einer von beiden Partnern, hier die Führungskraft, sprechen und genaue Anweisungen geben. Würde er darauf verzichten, käme es bei dieser Übung zu einem großen Durcheinander und zu Komplikationen mit dem eignen Partner wie auch mit den anderen Paaren. Der Idealfall im „Führen" und „Geführt werden", wäre dann gegeben, wenn der blinde Partner (geführte Person) sich über Rückfragen auch einbringen könnte.

Fazit der Therapieeinheit **C2 Führen:**

In der Beziehung zu anderen Mitmenschen haben wir es im privaten wie auch im beruflichen Bereich, bewusst oder unbewusst, fortwährend mit „Führungs"-Situationen zu tun. Auffallend dabei ist oftmals die Sprachlosigkeit in puncto Führen und Geführt Werden, die in der Partnerschaft und der Familie, im Kollegenkreis und mit dem Chef gleichermaßen anzutreffen ist. Die drei oben benannten Übungsbeispiele zielen darauf ab, die zwischenmenschliche Kommunikation, bezogen auf das Thema „Führen", zu verbessern. Dabei ist es notwendig dass die führende Person nicht nur anweist und Aufgaben verteilt, sondern von sich aus, bei Bedarf, Unterstützung gibt durch Hilfestellung oder durch die Beantwortung zu anstehenden Fragen. Umgekehrt wird auch von der zu führenden Person, beispielsweise von Lebenspartnern oder Mitarbeitern erwartet, aufkommende Unklarheiten, bedingt durch unklare Anweisungen der Führungsperson, nicht still hinzunehmen, sondern diese zu hinterfragen.

„Wenn ich nachdenke, was die Grundlage der Führung sein muss, dann ist es die Fähigkeit zum Gespräch."

Wolfgang Habbel (* 1924), dt. Automanager

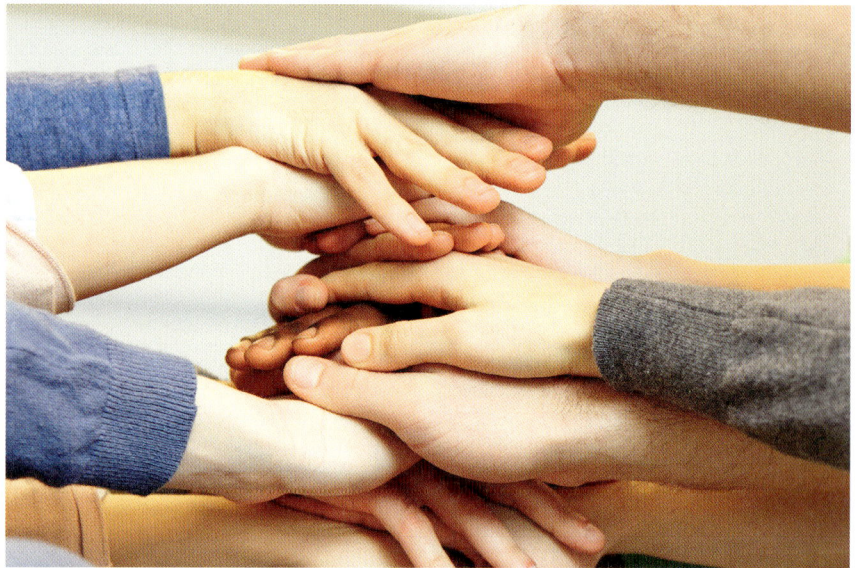

C3 Gruppe

Bei den unten benannten drei Übungsbeispielen stehen die sozialen Gruppen im Mittelpunkt. Definiert sind diese als eine Ansammlung von mindestens drei Personen, die alle in einer unmittelbaren sozialen Beziehung zueinander stehen. Zwischen den Gruppenmitgliedern sind jederzeit soziale Interaktionen möglich.

Übung C3.1 „Kennenlernen"
Alle Patienten werden aufgefordert, durch den Raum zu gehen und mindestens drei neue Namen von Gruppemitgliedern kennenzulernen, die sie vorher noch nicht kannten. Dabei entscheiden die Patienten selbst, ob sie sich den Vor- oder Nachnamen merken möchten. Anschließend kommen die Patienten im Kreis zusammen und werden gebeten, sich die drei Personen, deren Namen sie soeben kennengelernt haben, nochmals anzusehen und sich dabei an den zugehörigen Namen zu erinnern.

Bei dieser Übung soll jedem Patient gespiegelt werden, ob er es war, der auf andere Personen zugegangen ist, um einen neuen Namen kennenzulernen oder ob er darauf gewartet hat, dass ein anderer Patient auf ihn zukommt. Wenn wir diesen gespielten Kennenlernprozess auf vergleichbare Beispiele in unseren Alltag beziehen, beispielsweise bei Feierlichkeiten oder Einladungen, wäre es schön, wenn die Patienten zukünftig von sich aus auf andere

Mitmenschen zugingen. Es gibt so viele, die es sich selbst nicht zutrauen, auf andere Menschen zu zugehen und sich deshalb über ein solches Entgegenkommen freuen würden. Jeder einzelne Patient darf so selbstbewusst sein, dass er diese aktive Rolle, von nun an selbst übernehmen kann.

Übung C3.2 „Geburtstagestellen"

Vor Beginn der Übung verweist der Therapeut darauf, dass immer dann, wenn bei der nachfolgenden Übungserklärung Unklarheiten auftreten, jeder Patient diese bitte hinterfragen soll (siehe Fazit zur Übung „C2 Führen"). Erst, wenn alle noch offenen Fragen beantwortet sind, geht es an die praktische Umsetzung der Übung.

Alle Patienten stehen im Kreis und sollen sich, ohne miteinander zu sprechen, so aufstellen, dass der am 1. Januar Geborene am Anfang und der am 31. Dezember Geborene am Ende des Kreises steht. Im Uhrzeigersinn aufsteigend, stellen sich alle Patienten so nebeneinander auf, dass es ihrem Geburtstagsdatum entspricht. Damit es, trotz des Sprechverbots zu einer Lösung kommen kann, dürfen alle Patienten mit ihren Händen beziehungsweise Fingern aufzeigen, wann ihr Geburtstag ist. Hierbei wird immer zuerst der Monat und dann der Tag angezeigt. Sollten dabei zwei oder drei Patienten am gleichen Tag Geburtstag haben, müssen sie sich hintereinander stellen. Wenn alle Patienten ihren Geburtstagsplatz im Kreis eingenommen haben, wird vom Anfang bis zum Ende des Kreises nach jedem einzelnen Geburtstag gefragt. Dabei wird gezählt, wie viele Patienten nicht an der richtigen Stelle stehen.

 Sicher ist die Situation bekannt, dass wir als Mitglied irgendeiner Gruppe, eine Aufgabe vom Gruppenleiter erklärt bekommen. Wenn es ein einfühlender Gruppenleiter ist, hinterfragt er am Ende seiner Erklärungen, ob es dazu noch eine Frage gäbe – in den meisten Fällen wird dies verneint. Sobald es aber an die praktische Umsetzung der jeweiligen Aufgabe geht, kommen Nachzügler mit ihren Fragen und zeigen auf, was für sie alles noch unklar ist. Über die oben benannte Übung soll aufgezeigt werden, dass bei zukünftigen Unklarheiten, ganz gleich bei welcher Aufgabenstellung, immer nachgefragt werden darf. Es ist nichts Verwerfliches, Fragen zu stellen, im Gegenteil, der Fragesteller zeigt dem Gruppenleiter damit nur seine Aufmerksamkeit und sein Interesse für das aktuelle Thema. Niemand braucht sich bei Unklarheiten, seiner Fragen wegen zu schämen, es sei denn, es kommt zu einer ständigen Wiederholung derselben Frage.

Übung C3.3 „Schaufenstermotiv"

Es werden zahlenmäßig gleich oder nahezu gleich große Patientengruppen, größer vier Personen, gebildet. Diese haben die Aufgabe, sich jeweils in ihrer Gruppe ein Schaufenstermotiv auszudenken, das sie dann pantomimisch auf- und vorstellen sollen. Dabei dürfen sie sich als „Schaufensterpuppen" bewegen oder auch nicht, im Raum vorhandene Gegenstände dürfen als Requisiten genutzt werden. Wenn alle Einzelgruppen ihr Motiv und ihre Aufstellungsform gefunden haben, müssen sie nacheinander ihr Schaufenster vorstellen und die anderen Gruppen versuchen, das Motiv zu erraten.

Am Ende der Übung sollen die Einzelgruppen noch kurz absprechen, wer sich beim jeweiligen Schaufenstermotiv, bei den Vorüberlegungen wie auch bei der Ausführung, am meisten eingebracht hatte.

 Die Erfahrung lehrt, dass diese Übung in Gruppen sehr beliebt ist und dass das jeweilige Schaufenstermotiv in fast allen Fällen von den anderen Gruppen erraten wird. Schwieriger gestaltet sich innerhalb jeder Einzelgruppe der Weg zur Vollendung des Motivs. Es fällt auf, dass in jeder Einzelgruppe Vordenker und Aktivisten, aber eben auch Zurückhaltende und Nichtbeteiligte, vorhanden sind. Bei der abschließenden Absprache über den Beteiligungsgrad in jeder Einzelgruppe wird dies den Gruppenmitgliedern verdeutlicht, gleichzeitig wird auch die Diskrepanz zwischen Eigen- und Fremderleben in einer Gruppe bewusst gemacht.

Fazit der Therapieeinheit **C3 Gruppe:**
Über das gemeinsame Tun und Denken innerhalb der Übungsbeispiele soll den Patienten bewusst werden, dass wir als Einzelperson, bei derselben Aufgabenstellung, ganz individuell denken, handeln und fühlen. Die dazugehörigen Unterschiede können nur aufgedeckt werden, wenn wir stets das gemeinsame Gespräch suchen, ohne dabei immer den Konsens finden zu müssen. Wichtig ist nur, dass wir unser Gegenüber besser verstehen lernen und die oft vorhandenen gegenseitigen Missverständnisse dadurch vermeiden beziehungsweise reduzieren können.

„Wer auf andere nicht mehr angewiesen zu sein glaubt, wird unerträglich."

Luc de Clapiers (1715–1747), frz. Schriftsteller

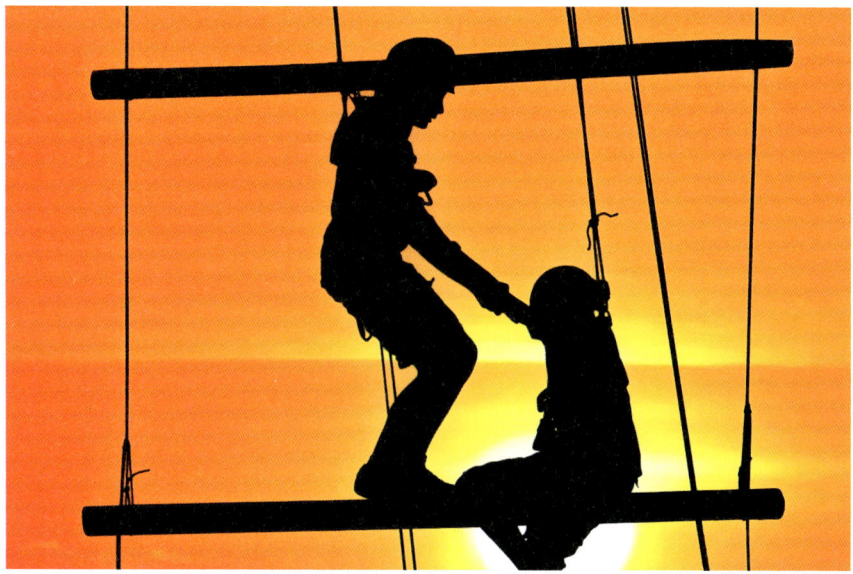

C4 Spielen

Bei den nachfolgenden Übungsbeispielen steht die soziale Kompetenz im Vordergrund. Dabei sollen Einfühlungsvermögen, Konfliktfähigkeit und Gemeinschaftsgefühl geschult werden. Beim Spielen nur den Augenblick zu genießen und dabei den Alltag mit seinen Sorgen kurzzeitig zu vergessen, ist für viele Patienten ein besonderes Erlebnis.

Übung C4.1 „Tiger, Samurai, altes Mütterchen"

Die Patientengruppe wird zahlenmäßig in vier gleiche oder nahezu gleiche Einzelgruppen eingeteilt. Jeweils zwei Einzelgruppen, deren Mitglieder nebeneinander stehen, stellen sich von Angesicht zu Angesicht mit einem Abstand von ungefähr drei Metern gegenüber auf. Bevor es zum eigentlichen Spielen inklusive einer Punktwertung kommen kann, wird das Spiel mit seinen Rollen, angelehnt an die Spiel-Überschrift, vom Therapeuten erklärt.
Jede Einzelgruppe hat für sich die Aufgabe, gemeinsam eine der drei Rollen zu übernehmen. Dabei fährt der Tiger seine Tatzen aus (Arme und Hände) und macht mit einem lauten „Wau" einen Ausfallschritt nach vorn. Der Samurai stößt sein Schwert nach vorne aus (gestreckter Arm) und mit einem lauten „Ha" macht auch er einen Ausfallschritt nach vorn. Das alte Mütterchen hingegen, saft- und kraftlos, kann sich nur noch wehklagend und am Stock aufstützend gerade noch so auf den Beinen halten. Beim jetzt folgenden

Spiel hat die Einzelgruppe gewonnen, die zuerst drei Punkte gewonnen hat. Die Punkte werden so verteilt, dass der Tiger gegen das alte Mütterchen, der Samurai gegen den Tiger und das alte Mütterchen gegen den Samurai punktet; bei gleicher Rolle von beiden Einzelgruppen gibt es eine Punkteteilung. Nach jedem Spielversuch folgt der nächste, bei dem die Einzelgruppen vorab überlegen müssen, ob sie eine neue oder aber die gleiche Rolle wie zuvor einnehmen möchten. Die Spielversuche werden solange wiederholt bis eine der vier Einzelgruppen zuerst drei Punkte errungen hat und somit als Sieger feststeht.

Die Spielerfahrung lehrt, dass alle Einzelgruppen, von Anbeginn der Übung, mit großem Eifer am Spiel beteiligt sind. Natürlich gibt es auch Patienten, die sich bei der Auswahl der gemeinsamen Rolle mehr oder weniger einbringen, beteiligt sind aber letztendlich alle Gruppenmitglieder. Die Freude des Gewinnerteams ist immer groß aber schnell wird deutlich, dass der Sieg nicht die Hauptsache dieser Übung sein sollte. Auf die abschließende Frage des Therapeuten, wer denn während der letzten Spielminuten, noch andere Gedanken als die zum aktuellen Spiel hatte, wird regelmäßig rückgemeldet, dass alle Spielteilnehmer ausnahmslos, ganz ins Spiel versunken waren. Nicht der Sieg gegenüber den anderen drei Mannschaften steht im Vordergrund, sondern die Möglichkeit, über das Spiel im „Hier und Jetzt" zu sein und für einen Augenblick den Alltag zu vergessen. Darüber hinaus macht es den meisten Patienten viel Freude, in der Gruppe gemeinsam etwas zu erleben und zu lachen.

Übung C4.2 „Bilder malen"

Die Patienten werden zu Beginn der Übung darüber informiert, dass ab sofort der Boden ein großes Zeichenblatt und unsere Füße und Beine die zugehörigen Malstifte sein werden. Es geht darum, dass jeder Patient für sich irgendeine Figur auf das Zeichenblatt aufmalt (aufgeht) und sich nach Fertigstellung an den Rand des Raumes begibt. Wenn alle Patienten ihre Zeichnung beendet haben, werden Freiwillige gesucht, die ihre Figur, wortlos vor den anderen aufmalen. Während des Aufmalens dürfen die Außenstehenden (Sitzenden) laut in die aktuell entstehende Figur hineinrufen und mitteilen, was für eine Figur es werden wird. Erst wenn die Figur richtig erraten ist, wird dies vom Maler bejaht und der richtig Ratende erhält einen Punkt. Die Übung wird solange fortgesetzt bis sich kein freiwilliger Maler mehr findet. Das Ergebnis der gewonnen Ratepunkte ist zweitrangig.

Etwa die Hälfte aller Patienten erklärt sich bereit, ihre Figur aufzumalen; alle Patienten bemühen sich, die jeweilige Figur auch zu erraten. Es kostet Mut, sich vor der Gruppe zu präsentieren, wobei dies auch einige Patienten regelrecht genießen. Die Übung soll dazu beitragen, dass jeder Patient selbst, unabhängig von der Gruppe, entscheiden kann, welche Rolle er bei dieser Übung einnehmen möchte. Bei der Umsetzung der Übung sind der Maler wie auch die Rateperson gleichermaßen wichtig.

Auch bei dieser Übung wird den Patienten verdeutlich, dass sie während der „Bilder mal-Übung" ganz im Augenblick gewesen sind und andere Gedanken kurzzeitig ausgeblendet blieben. Das gemeinsame Tun stellt einen wichtigen Nebeneffekt dar.

Übung C4.3 „Zahlenschreiben"

Die Patienten werden gebeten, sich paarweise zusammen zu finden und sich dabei von den anderen Paaren, etwas entfernt zu halten. Die Aufgabe ist zunächst, wechselweise dem jeweiligen Partner eine Zahl zwischen 1 bis 200 auf seinen Rücken aufzuschreiben. Wenn alle Patienten eine Zahl auf ihrem Rücken aufgeschrieben haben, sollen sie sich so im Kreis aufstellen, dass die kleinste „Rückenzahl" zu Beginn und die größte, im Uhrzeigersinn aufsteigend, am Ende des Kreises stehen wird.

Vor der abschließenden Auflösung der richtigen Reihenfolge soll jeder Patient voraussagen, wie viele Gruppenmitglieder nicht an ihrer richtigen Stelle stehen.

Bei dieser Übung steht regelmäßig etwa ein Drittel aller Patienten falsch, die vorher benannten Schätzwerte sagen dies auch so voraus. Während der Übung kommt es zu großer Interaktion, sowohl vorab bei der Paararbeit, als auch danach, innerhalb der Gruppe. Die Erfahrung der gegenseitigen Berührungen ist dabei ebenso wichtig, wie auch das Erkennen einer eigenen Fehleinschätzung.

Darüber hinaus wird auch bei dieser Übung erkannt, dass selbst die kleinste Spielübung, den Alltag mit all seinen zugehörigen Gedanken, zumindest kurzzeitig, ausblenden kann.

Fazit der Therapieeinheit **C4 Spielen:**
Von Friedrich Schiller, 1795, stammt die berühmt gewordene Sentenz: „Der Mensch ist nur da ganz Mensch, wo er spielt." Nach Schiller ist das Spiel eine menschliche Leistung, die allein in der Lage ist, die Ganzheitlichkeit der menschlichen Fähigkeiten hervorzubringen. Auch der Begriff des „Homo ludens" („spielender Mensch") zielt darauf ab über spielerische Elemente, neue, kreative und innovative (Spiel-)Ergebnisse zu erzeugen.

Spielen kann jedes Kind, aber auch die Erwachsenen dürfen, ja müssen sogar, öfter einmal wieder Kind sein. Dabei kann der Alltag vergessen werden und nur das Erleben des „Augenblicks" steht im Mittelpunkt. Es gibt zwischenzeitlich eine große Anzahl von Erwachsenen-Spielen, die alleine wie auch in der Gruppe gut spielbar sind.

„Spiel ist eine Beschäftigung,
die für sich selbst angenehm ist".
Immanuel Kant (1724 – 1804)

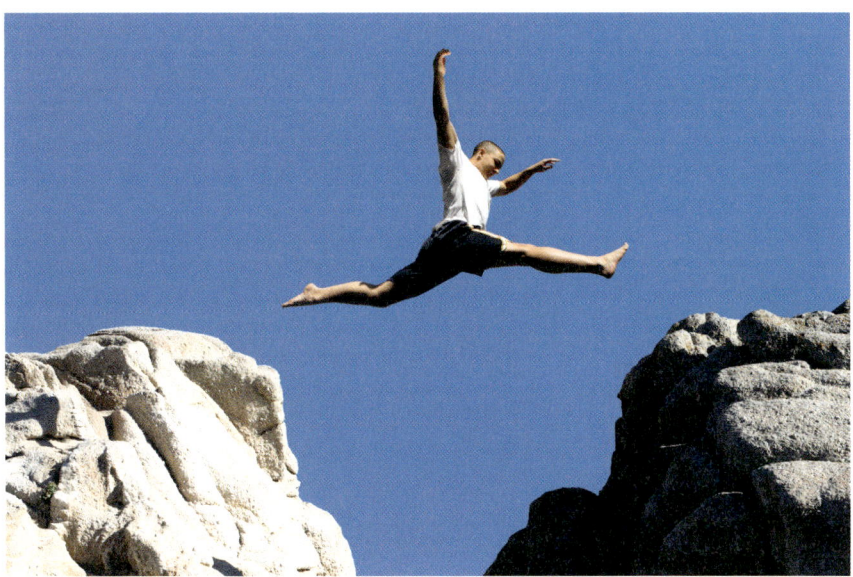

Zusatz zum psychosozialen Wohlbefinden B und C „Symbolarbeit"

Die folgenden drei Übungen erweitern die Übungsauswahl des psychischen und sozialen Wohlbefindens (siehe „B und C-Übungen"). Es geht dabei um symbolisches Arbeiten mit Gegenständen wie Tennis- und Igelbällen, Bocciakugeln, Indiacas, Mikadostäben, Springseilen, Decken und Matten.

Übung Symbolarbeit 1 „Freude"

Die Patienten sollen sich im Raum einen Platz suchen und sich dort auf ihre Decke setzen. Der Therapeut erklärt kurz die oben benannten Gegenstände und bittet die Patienten, mit allen zur Verfügung stehenden Gegenständen („wer zuerst kommt, malt zuerst"), ein Bild auf ihrer Decke, „künstlerisch" zu gestalten. Die Gegenstände können dabei symbolisch für Menschen, Gemütszustände, Natur und Landschaften, aber auch für den privaten wie beruflichen Bereich stehen.

Das Thema lautet: „Worüber würde ich mich sehr freuen?" Wer mit seiner Aufgabe fertig ist, bleibt neben seiner Decke sitzen und verweilt in seinem Bild. Wenn alle Patienten ihre Bilder gestaltet haben, stehen alle Patienten auf und über eine vorher gemeinsam festgelegte Reihenfolge werden dann alle

Bilder nacheinander, ohne Worte, angesehen. Dabei steht es jedem „Künstler" frei, bei der jeweiligen Besichtigung seines Bildes, kurz etwas dazu zu sagen. Vor der Festlegung der Besichtigungsreihenfolge wird das Ende der Übungszeit inklusive des Aufräumens der Gegenstände bestimmt. So kann jeder Patient, durch die Auswahl seiner Rangreihenfolge, für sich entscheiden, wie wichtig ihm die Aufmerksamkeit der Mitpatienten für sein Bild ist.

 Ziel der Übung soll sein, die aktuellen Gedanken der Patienten zu unterbrechen, um sich einer neuen gedanklichen Herausforderung zu stellen. Diese kann, über die Freude des selbst gestalteten Bildes und dessen Inhalt, positiv sein. Umgekehrt kann diese aber, wegen der zunächst fehlenden Ideen zur Gestaltungsmöglichkeit, der falsch gewählten Rangreihenfolge oder des Vergleichs mit anderen Patienten, auch negativ sein.

Die Erfahrung lehrt, dass nach anfänglichem Zögern, jeder Patient sein Bild zwar erstellen kann, dass aber bei der Wahl der Rangreihenfolge nur etwa ein Drittel aller Patienten sich aktiv einbringen möchte. Am Ende der Übungseinheit sind aber oft gerade die Patienten enttäuscht, die sich bei der anfänglichen Festlegung der Reihenfolge zurück gehalten hatten und somit nur noch ihr unbeachtetes Bild aufräumen mussten.

Die am häufigsten sich wiederholenden Bildinhalte sind Urlaub, Natur, Sonne, Menschen und das eigene Zuhause. Es zeigt sich, dass Patienten, die schnell ihre Auswahl der Gegenstände vornehmen, meist auch die ersten Plätze bei der Rangreihenfolge belegen. Patienten können bei der Übung ein Gefühl für ihren inneren Zustand und ihre Beziehungsaufnahme wahrnehmen. Der Großteil der Patienten ist von der Übung begeistert und trägt die Freude des Bildinhaltes mit nach draußen. Sehr oft wird der jeweilige Bildinhalt, zusammen mit dem dabei Erlebten und den dabei gewonnenen Selbsterkenntnissen anschließend noch mit dem zuständigen Arzt/Psychotherapeuten weiter besprochen.

Übung Symbolarbeit 2 „Beziehungen"

Die Patienten sollen sich im Raum einen Platz suchen und sich dort auf ihre Matte setzen. Der Therapeut erklärt, dass die zur Verfügung stehenden symbolischen Gegenstände wie Tennis- und Igelbälle, Bocciakugeln und Indiacas ab sofort jeweils für „Menschen" stehen. Diese Gegenstände können in der nun folgenden Übung für den Bildgestalter, Mann oder Frau, alt oder jung, verwandt oder nicht verwandt, tot oder lebend, Freund oder Feind sein. Jeder Patient soll jetzt auf seine Matte ein „Menschenbild" legen, das ihm im Moment einfällt. Voraussetzung dabei ist, dass ein Gegenstand für ihn selbst auch gelegt werden muss und dass mindestens zwei Gegenstände (Menschen) auf der Matte liegen müssen, die Anzahl der Gegenstände ist offen (solange der Vorrat reicht). Die Wahl der Gegenstände, deren unterschiedliche Farben und der Abstand zwischen ihnen, können viel über den Bildgestalter selbst aussagen. Wenn alle Patienten ihre Gestaltungsarbeit beendet haben, können sich Freiwillige melden, deren „Menschenbild" von allen Mitpatienten gedeutet werden soll. Bei der dann folgenden Deutung verhält sich der Bildgestalter absolut still. Die Mitpatienten sollen zum einen erkennen, welcher Gegenstand für den Bildleger selbst gedacht ist und welche Menschen im Bild insgesamt vorhanden sind.

Nach der Deutung der Mitpatienten erklärt der Bildleger sein Bild und alle Mitpatienten, die den Bildleger-Gegenstand erraten haben bekommen einen Extrapunkt.

 Ziel der Übung soll sein, dass sich jeder Patient in seinem Menschenbild damit auseinander setzen kann, wie er seine Beziehung zu bekannten Mitmenschen selbst sieht. Außerdem können Patienten, die das jeweilige Bild ihrer Mitpatienten später deuten, erkennen, wie gut sie sich in andere Menschen hineindenken können (Extrapunkte). Zunächst können bei den Bildern die Mitpatienten ihre Deutung abgeben, ohne dass der Bildleger dies kommentiert. Im Anschluss daran erklärt der Bildgestalter sein Menschenbild.

Die Erfahrung lehrt, dass alle Patienten ihr Bild in maximal sechs Minuten mit durchschnittlich sechs Gegenständen gestalten können. Bei der anschließenden Bilddeutung erkennen die Mitpatienten zwar sehr oft den Bildgestalter, aber nicht die anderen Personen. In der Mehrzahl der Bilder werden über die Entfernungen der Gegenstände, die Nähe oder Ferne der einzelnen Beziehungen dargestellt. Die Farben und die Verschiedenheit der Gegenstände weisen die unterschiedlichen Personen aus. Die Menschenbilder selbst zeigen hauptsächlich Personen aus dem Familien-, Freundes- oder Kollegenkreis, nur in den wenigsten Fällen werden auch verstorbene Personen dargestellt.

Bei dieser Symbolarbeit fällt auf, dass bei der abschließenden Erklärung des Menschenbildes durch den jeweiligen Bildgestalter, verstärkt Emotionen bei ihm selbst aber auch bei den Mitpatienten aufkommen können. (Weinen, Traurigkeit, aber auch Lachen und Heiterkeit). Der Therapeut empfiehlt den Patienten, bei Bedarf, die Bildinhalte mit ihren Ärzten/Psychotherapeuten nach zu besprechen.

Übung Symbolarbeit 3 „Zukunft"

Die Patienten sollen sich im Raum einen Platz suchen und sich dort auf ihre Decke setzen. Mit allen zur Verfügung stehenden Gegenständen (siehe oben) ist die Aufgabe, ein Bild zu gestalten, das die Zukunftsgedanken des jeweiligen Bildgestalters aufzeigt. Dabei können alle vorrätigen Gegenstände benutzt werden, diese können dann symbolisch stehen für Menschen, Gemütszustände, Natur und Landschaften oder für den privaten wie dienstlichen Bereich. Wenn alle Patienten ihre Zukunftsbilder gelegt haben, wird jedes Bild von dem jeweiligen Bildgestalter kurz erklärt, wobei alle Mitpatienten kommentarlos zuhören. Am Ende jeder Bilderklärung stellt der Therapeut die Frage, ob der Bildgestalter sein Bild in der Zukunft für realitätsnah oder eher für eine Wunschvorstellung hält.

Ziel der Übung soll sein, aus der Gegenwart des Patienten, in seine gewünschte positive Zukunft zu schauen. Bei diesem Übungsangebot können leider auch negative Zukunftsgedanken aufkommen (einzelne Patienten wollen erst gar kein Bild gestalten). Es muss deshalb sichergestellt sein, dass diese Negativgedanken, nach Ende der Übungseinheit, mit Therapeut, Arzt oder Psychotherapeut besprochen werden können. Dies setzt voraus, dass diese „Zukunfts"-Übung nicht erst am Ende der Behandlungszeit, sondern schon früher durchgeführt werden soll.

Insgesamt überwiegt bei dieser Übung aber eine freudvolle Stimmung, wobei die Mehrzahl der Patienten dankbar für ressourcenorientierte Gedanken an eine glückliche Zukunft ist. Abschließend kann der Therapeut darauf verweisen, dass Gedankenspiele an die Zukunft vor allem dann erlaubt sind, wenn dabei die Aussicht auf bessere Zeiten überwiegt. Positive Visionen und Ideen unterstützen die Gesundheit.

Fazit der Therapieeinheit **„Symbolarbeit":**
Es ist bekannt, dass viele Patienten Schwierigkeiten haben, auf der verbalen Ebene ihre krankmachenden Lebensthemen mitzuteilen. Deshalb können symbolische Gegenstände ein wichtiges Mittel zur Beziehungsaufnahme und zur Darstellung innerer Vorgänge und belastender Lebenssituationen sein.

> *„Das Symbol ist eine aufschließende Kraft, die im Besonderen das Allgemeine und im Allgemeinen das Besondere darzustellen vermag."*
> Johann Wolfgang von Goethe (1749–1832)

Fazit zur Übungssammlung

Alle diese 36 Einzelübungen sollen dazu beitragen, dass die persönliche Gesundheit von Patienten, Gästen aber auch von Therapeuten selbst positiv beeinflusst werden kann. Hierzu sind Übungen ausgewählt worden, die durch folgende Merkmale gekennzeichnet sind:

- Übungsinhalte sind dem Alltag entnommen
- Übungsauswahl orientiert sich am biopsychosozialen Gesundheitskonzept
- Übungen sind von allen Teilnehmern leistbar, weil belastungsunabhängig
- Übungen können indikationsunabhängig durchgeführt werden
- Übungen sind für die Gruppentherapie ausgelegt, dennoch sind sie auch in der Einzelarbeit und sogar therapieunabhängig vom Einzelnen nutzbar.
- Übungen sind gebunden an das Zusammenspiel von Theorie und Praxis

Das übergeordnete Ziel bei allen 36 Einzelübungen ist die Beeinflussung des menschlichen Bewusstseins. Durch die gedankliche Einstimmung der Patienten, den anschließenden Gedankenaustausch mit den Patienten und die praktische Selbsterfahrung können, von früher bekannte, Denkmuster und Verhaltensweisen bewusst gemacht werden. Im günstigsten Fall bedeutet das dann, dass die Übungssammlung über die 36 Einzelübungen, menschliches Verhalten nicht nur bewusst machen, sondern auch verändern kann.

Wenn über diesen Übungsweg vom Patienten erkannt und akzeptiert werden kann, dass körperliches Üben und Trainieren für die persönliche Gesundheitsförderung zwar notwendig ist, aber noch nicht hinreichend, ist durch die biopsychosoziale Übungsergänzung viel erreicht worden.

Letztendlich kann dann auch der Therapieansatz in unserem BWZ besser verstanden werden. Über das „bewegt gesund Sein" kann es dem Patienten zukünftig besser gelingen, auch im Alltag, „bewegt gesund zu bleiben".

Wir sehen uns dadurch bestärkt, dass uns Patienten am Ende ihres Rehabilitationsverfahrens, dankbar zurückmelden, dass es gerade die eigenständigen wie auch die integrierten Einzelübungen, angelehnt an die „KBT" waren, die ihnen Mut und viel Hoffnung für eine positive Zukunft gemacht haben.

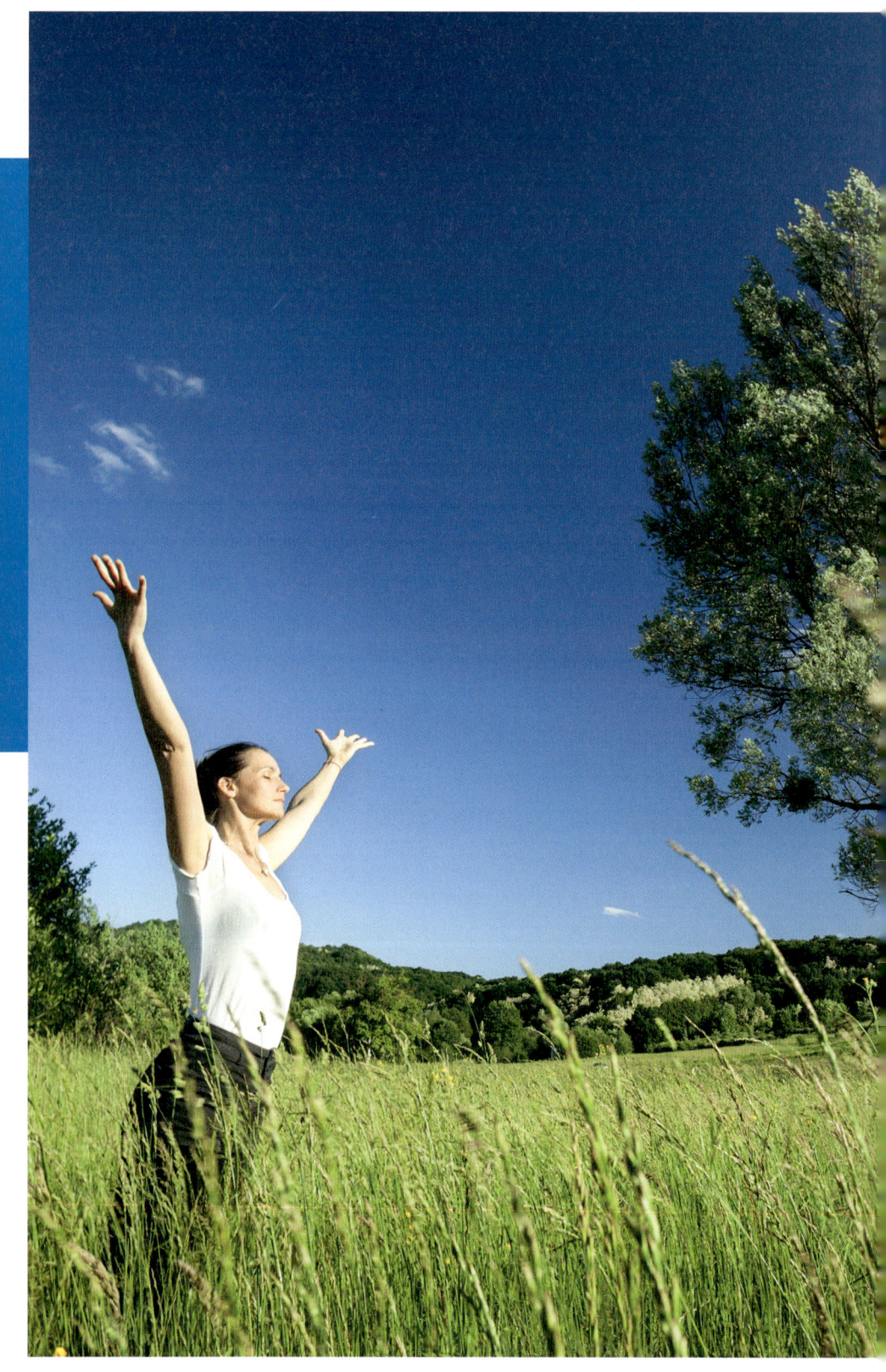

5. Abschluss

5. Abschluss

Körperliche Aktivität

In diesem Buch ist der Fokus vor allem auf die psychosozialen Bestimmungsfaktoren für eine persönlich gute Gesundheit gelegt worden. Deshalb soll im Schlusskapitel bewusst auch noch auf die Notwendigkeit einer körperlichen Aktivität und deren Auswirkung auf unsere Gesundheit eingegangen werden.

Nach unserer Meinung ist und bleibt die körperliche Aktivität, besonders im Erwachsenenalter, die Basis und ein unabdingbarer Baustein für das Wohlbefinden des Menschen. Ein körperlich aktiver Lebensstil wirkt sich durch die Vorbeugung oder die Therapie von Erkrankungen auch auf die psychische und soziale Gesundheit aus. Es ist unbestritten, dass körperliches Unwohlsein einen direkten Einfluss auf unser Denkvermögen und unsere Stimmung hat. Bekannt ist auch, dass unser biopsychosoziales Wohlbefinden sich mit allen drei Ebenen gegenseitig bedingt.

Nach Löllgen, 2013, wissen wir, „dass der gesundheitliche Nutzen von körperlicher Aktivität für alle Altersgruppen allumfassend ist. Beispielsweise verringert sich das Risiko für Herz- und Krebserkrankungen, die Übergewichts- und Fettleibigkeitsraten werden gesenkt, die Muskel- und Knochengesundheit bleibt länger erhalten, die geistige Gesundheit wird positiv unterstützt."

Die körperliche Aktivität kann sich aber nur dann auf die persönliche Gesundheit positiv auswirken, wenn die Belastungsmerkmale, also Intensität, Zeit, Dauer und Dichte der Bewegungsprogramme wie eine Medikamentendosis vorher individuell festgelegt worden sind. Wie bei der Medikamenteneinnahme gibt es auch bei der körperlichen Aktivität Risiken und Nebenwirkungen, die im Vorfeld mit Arzt oder Bewegungstherapeut abzuklären sind.

Wenn die körperliche Aktivität aufgenommen werden kann, bedarf es zweier Komponenten, diese auch nachhaltig durchzuführen. Zum einen ist die „Motivation" unabdingbare Voraussetzung für die körperliche Bewegung, zum anderen ist es die noch vielerorts unbekannte „Volition". Die Volition ist für das körperliche Bewegungsprogramm das Regelwerk für dessen praktische Umsetzung.

Sie ist verantwortlich für die Aufnahme und Nachhaltigkeit der körperlichen Aktivität, steht aber auch deren frühzeitigem Abbruch entgegen. Die Volition beinhaltet Fragen und Hinweise für den körperlich Aktiven, wie beispielsweise:

- Was spricht für, was spricht gegen meine körperliche Aktivität?

- Welche Aktivitäten, wie intensiv, wie lange und wie oft in der Woche?
- Soll ich alleine oder mit anderen zusammen, wann körperlich aktiv sein?
- Was sind die Hindernisse, wie kann ich diese umgehen oder überwinden?
- Ein verbindlicher Wochenplan für die eigenen Aktivitäten empfiehlt sich.

Zugehörige Antworten für diese Fragen sind in Kapitel A1 schon benannt, ergänzend sollen hierzu Teile der EU-Leitlinie zur körperlichen Aktivität von Erwachsenen („Runter von der Couch" vom 28.08. 2013) aufgelistet werden:

- „Mindestens 30 Minuten mäßig intensive Bewegung an fünf Tagen pro Woche oder mindestens 20 Minuten intensive körperliche Betätigung an drei Tagen pro Woche (Training für das Herz-Kreislauf-Atmungs-System).
- Die körperliche Aktivität kann in Blöcken von mindestens zehn Minuten Dauer absolviert werden.
- An zwei bis drei Tagen pro Woche sollten muskelaufbauende Tätigkeiten von mäßiger oder erhöhter Intensität für alle wichtigen Muskelgruppen ausgeführt werden (Training für den Stütz- und Bewegungsapparat)."

Möglich Trainingsformen für das Herz-Kreislauf-Atmungs-System können beispielsweise Gehen, Wandern, Laufen, Radfahren und Schwimmen sein. Für das Training des Stütz- und Bewegungsapparates bieten sich die Funktionsgymnastik inklusive dem Faszientraining und die Medizinische Trainingstherapie mit Geräten an. Eine Mischform der beiden Trainingsformen findet sich bei vielen Ballsportarten. Je

nach Alter und Belastungsfähigkeit, sind beispielsweise Fußball- und Basketball- oder Federball- und Tennisspielen zu empfehlen.

 Wenn zukünftig Hilfestellungen gesucht werden, um die individuell passende Form der körperlichen Aktivität mit deren Durchführungs- und Belastungsmerkmalen herauszufinden, empfehlen wir vorab die Teilnahme an einer geeigneten Bewegungstherapie. Unterteilt wird diese in die „Physiotherapie", die vornehmlich in Einzel- oder Kleingruppenarbeit zur Schmerzreduzierung und zur Wiederherstellung der Gesundheit angeboten wird. Zum anderen ist es die „Sporttherapie", die vor allem im Gruppenverband durchgeführt wird und oftmals auf einer vorausgegangenen Physiotherapie aufbaut. Da in unserem BWZ ausschließlich die Sporttherapie angeboten wird und die oben benannten 36 Einzelübungen in diese integriert sind, soll zum Thema „biopsychosoziale Übungsangebote" die nach Schüle & Huber (2004) gängige und umfassendste Definition der Sporttherapie abschließend vorgestellt werden:

„Sporttherapie ist eine bewegungstherapeutische Maßnahme, die mit geeigneten Mitteln des Sports gestörte körperliche, psychische und soziale Funktionen kompensiert, regeneriert, Sekundärschäden vorbeugt und gesundheitlich orientiertes Verhalten fördert. Sie beruht auf biologischen Gesetzmäßigkeiten und bezieht besonders Elemente pädagogischer, psychologischer und soziotherapeutischer Verfahren ein und versucht, eine überdauernde Gesundheitskompetenz zu erzielen."

Botschaften als Zusammenfassung

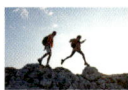 **A1 Gehen:** Körperliche Aktivität ist die unabdingbare Basis unserer persönlichen Gesundheit, vor allem auch beim Älterwerden. Die innere und äußere Haltung bedingen sich gegenseitig. Die Veränderung unserer äußeren Haltung verändert unsere Stimmung.

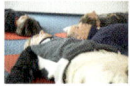 **A2 Entspannung:** Anspannung und Entspannung sind ein biologisches Prinzip zur Struktur und Funktion des Menschen. Beides sollte jeden Tag bedacht und eingesetzt werden.

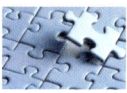 **B1 Platz:** Es wird viele Lebensplätze in unserem Leben geben, wichtig aber ist, dass wir zu jedem aktuellen Zeitpunkt wenigstens einen Lebensplatz benennen können.

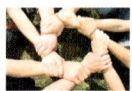 **B2 Geben und Nehmen:** Da wir die Balance zwischen Geben und Nehmen im wirklichen Leben schwer erreichen können, ist vorab ein gesunder Egoismus erwünscht und auch erlaubt.

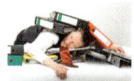 **B3 Hetze und Hektik:** Mitmenschen und Lebenssituationen begegnen uns oft als wiederkehrende Stressoren, wir alleine haben die Macht, darauf angemessen zu reagieren.

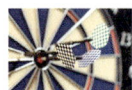 **B4 Einschätzen:** Selbst- und Fremdeinschätzung sind selten deckungsgleich; ein miteinander Sprechen klärt vieles auf. Der erste Eindruck muss nicht immer stimmen.

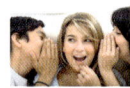 **C1 Wünsche:** Wünsche gehören zum Leben. Damit Wünsche in Erfüllung gehen, müssen sie uns selbst und anderen erst bekannt sein. Darüber sprechen ist erwünscht.

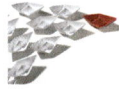 **C2 Führen:** Führen, ohne miteinander zu sprechen, bleibt erfolglos. Nur ein Austausch von Führungsperson und geführter Person, privat wie dienstlich, ist erfolgreich.

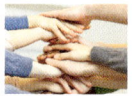 **C3 Gruppe:** „Ich bin gut, wir sind besser". Im Zusammensein mit anderen Menschen können eigene Schwächen ausgeglichen, eigene Stärken genutzt werden.

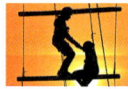 **C4 Spielen:** Spielen kann so schön sein. Im Spielen genießen Erwachsene den Augenblick, kein Vorhin, kein Nachher, kein Gedankengrübeln – einfach nur spielen.

Zusatz Symbolarbeit:
„Das, was uns krank macht, sind unsere Geheimnisse". Was wir lange Zeit verschweigen, überdeckt alle Versuche, gesund zu werden – sprechen wir es aus.

Die abschließende Zusammenfassung des vorliegenden Buches ist – auch aus Gründen der Übersichtlichkeit – in sogenannten „Botschaften" wiedergegeben. Dabei beziehen sich diese auf die Kernaussagen aller 36 Einzelübungen; sie spiegeln gleichzeitig die persönliche Meinung des Verfassers wider, resultierend aus seiner Lebens- und Therapeutenerfahrung. Die Botschaften sind der Nummerierung aller zehn Hauptthemen mit den beiden Zusatzthemen zugeordnet.

Persönlicher Umgang mit den Botschaften

Wir Menschen sind in unserer Gesellschaft als Beziehungswesen groß geworden und wir leben unsere Beziehungen im privat persönlichen genauso wie im beruflichen Bereich. Die Veränderung eines Menschen wirkt sich immer unmittelbar auf seine Umgebung aus. Das bedeutet auch, dass die persönliche Umsetzung der oben genannten Botschaften von der Umgebung jedes Einzelnen wahrgenommen und dabei nicht immer mit Begeisterung aufgenommen wird. Wenn wir weiterhin gute Beziehungen in der Partnerschaft, im Freundeskreis und unter Arbeitskollegen pflegen wollen, sollten wir unsere persönlichen „neuen" Gedanken und Veränderungen den Mitmenschen mitteilen. Dabei müssen wir damit rechnen, dass unsere Umwelt eigene Vorstellungen zu unseren Veränderungswünschen hat und diesen auch Widerstand entgegensetzen wird. Dafür ist Verständnis angezeigt, was aber nicht heißen muss, die Verweigerung gut zu finden oder akzeptieren zu müssen.

Die Kunst besteht darin, sich offen und respektvoll auszutauschen, seinem Mitmenschen gegenüber flexibel zu bleiben und für beide Seiten annehmbare Kompromisse zu schließen. Idealerweise sagen uns die Mitmenschen auch, wobei in der gemeinsamen Beziehung ihr Denken und Handeln verletzt wurde. Eine gegenseitige Hilfestellung kann für beide Seiten auch eine Chance sein, die Beziehung zueinander gesunden zu lassen und danach, sogar zu verbessern.

Abschluss-Botschaft: Das gemeinsame Gespräch ist und bleibt der beste Weg, Beziehungen nicht nur zu erhalten, sondern diese auch neu zu gestalten, zum Wohle der persönlichen Gesundheit.

Nachwort

Als ich am 1. Januar 1977 der erste Diplomsportlehrer in Deutschland war, der in einer Rehabilitationsklinik ein Therapeutisches Bewegungszentrum (BWZ) mit aufbauen und leiten durfte, ahnte ich noch nicht, wohin mich mein bewegungstherapeutischer Berufsweg in den Folgejahren führen würde. Nach meinem Studium an der Deutschen Sporthochschule in Köln und einer dreijährigen wissenschaftlichen Assistenzmitarbeit im Institut für Kreislaufforschung und Sportmedizin unter der Leitung von Professor Hollmann, war ich ein überzeugter Anhänger körperlicher Bewegung. Ich war voller Tatendrang, mein Wissen über Ausdauertrainingsformen und Funktionsgymnastik an unsere Patienten und meine Mitarbeiter, in Theorie und Praxis weiterzugeben.

Unserem bewegungstherapeutischen Team und mir wurden Patienten aus den drei Isny-Neutrauchburger Waldburg-Zeil Kliniken zugeteilt. Es waren Patienten, die internistisch, orthopädisch oder psychosomatisch erkrankt waren. Die Bewegungstherapie war ein wichtiger Baustein in deren Behandlungskonzept. Ich war Feuer und Flamme, den Muskelaufbau, die Koordination, die Beweglichkeit und die Ausdauerfähigkeit unserer Patienten bestmöglich zu unterstützen. Dabei war ich mir damals ganz sicher, dass das körperliche Training mit das Wichtigste für unsere Patienten im Therapiealltag sein müsste.

Dieser Gedanke über die Sonderstellung des körperlichen Übens und Trainierens blieb so lange erhalten, bis mich nach einem Jahr Berufserfahrung, der damalige Chefarzt der psychosoma-tischen Klinik, Dr. Wolfgang Ahlbrecht, zu sich bat. Er erklärte mir, dass es jetzt doch an der Zeit sei, den Fokus meiner Bewegungsarbeit auch um ein körperorientiertes psychotherapeutisches Verfahren zu erweitern. Körperliches Training sei zwar wichtig und gut, aber seine Patienten bräuchten zusätzlich noch eine andere Art der Bewegung. Eine Bewegung, die darauf abzielte, nicht nur den „Körper" (Bewegt werden), sondern auch den „Kopf" (das Denken) und das „Gefühl" (Bewegt sein), in den Mittelpunkt der Bewegungsarbeit zu stellen. Bei unserem Gespräch wurde ich dann auch noch über den möglichen Missbrauch durch ein Zuviel an körperlicher Bewegung (Suchtverhalten) und über ein Zuviel meines persönlichen Optimismus während meiner bewegungstherapeutischen Therapiearbeit aufgeklärt. Mein Optimismus – den ich von Kindesbeinen an gelebt hatte – sei zwar für mich persönlich ein großes Plus, aber bei den Patienten, die diesen vielleicht auch gerne hätten, könnte mein allzu optimistisches Auftreten, genau das Gegenteil bewirken. Patienten könnten sich zurückziehen, trauriger werden und unseren Bewegungsangeboten eher fernbleiben.

Diese Aussagen eines Chefarztes, den ich bis heute in sehr positiver Erinnerung behalten habe, waren im ersten Moment, schwer für mich zu verstehen. Sie waren aber auch, was ich damals noch nicht wissen konnte, der Beginn einer für mich sehr glücklichen und erweiterten zukünftigen Bewegungsarbeit.

Im April 1979 besuchte ich auf Anraten von Dr. Wolfgang Ahlbrecht, innerhalb der Lindauer Psychotherapiewochen, einen Einsteiger-Wochenkurs für körperorientierte psychotherapeutische Bewegungsarbeit, die KBT. Meine Begeisterung für diese Art des Bewegens war so groß, dass ich eine fünfjährige berufsbegleitende Weiterbildung anschloss.

Im Laufe meines über fünfunddreißigjährigen Wirkens an den Waldburg-Zeil Kliniken durfte ich nicht nur die Arbeit unseres Bewegungszentrums auf diese Grundlage stellen. Kollegen der umliegenden Waldburg-Zeil Kliniken haben Impulse des Konzeptes für ihre therapeutische Arbeit mit Patienten aufgegriffen. Gäste unseres Bewegungszentrums, Teilnehmer unserer Seminare für Unternehmen und viele Kolleginnen und Kollegen haben im Therapeutischen Bewegungszentrum der Waldburg-Zeil Kliniken diese Grundüberzeugung zu einem ganzheitlichen Bewegungsansatz in Theorie und Praxis erfahren und erlebt.

Ich freue mich, dass mit dem vorliegenden Buch noch mehr Menschen unseren Übungsansatz kennen lernen – um „bewegt gesund" zu werden und zu bleiben.

Wolf-Dieter Fischer

Danksagung

Das vorliegende Buch geht auf eine Übungssammlung zurück, die der Autor bei seinem Arbeitgeber, den Waldburg-Zeil Kliniken in Isny-Neutrauchburg, seit 1987 erarbeitet und durchgeführt hat. Seit dieser Zeit haben die einzelnen Übungen hier im BWZ mehrere Erprobungs- und Entwicklungsstufen durchlaufen, an denen unterschiedliche Personen beteiligt waren. Maßgeblich haben mich die beiden Chefärzte, Dr. Johannes Vogler und Andreas Elsen, aus unserer psychosomatischen Klinik Alpenblick unterstützt. Ihnen habe ich die Impulse für meine „andere" Bewegungsarbeit und letztendlich auch die Zusammenarbeit, nicht nur mit unseren psychosomatischen, sondern auch mit den internistischen und orthopädischen Patienten zu verdanken.

Ich bedanke mich auch bei meinen Mitarbeitern, die mich jahrelang begleitet und unterstützt haben. Mein besonderer Dank gilt dabei meinem zwei Jahrzehnte langen Wegbegleiter und Stellvertreter, Dieter Beh. Er hat mir bei dem Ausbau der Bewegungsprogramme inhaltliche Impulse gegeben und hat mir oft den Rücken frei gehalten, um mich für die vorliegende Übungssammlung fort- und weiterzubilden.

Wenn ich mich hier für die Arbeit an diesem Buch bedanken kann, dann ist es aber auch die Geschäftsführung der Waldburg-Zeil Klinken, heute vertreten durch Ellio Schneider, die meinen aufrichtigen Dank verdient hat. Dass ich seit 1977 das Therapeutische Bewegungszentrum mit aufbauen und leiten durfte und mit Eintritt ins Rentenalter, im Juni 2013, immer noch als Honorarkraft hier tätig sein darf, berührt mich mit tiefer Dankbarkeit. Ein Dankeschön gilt auch Claudia Beltz, Waldburg-Zeil Kliniken, für die Unterstützung bei der Umsetzung des Buches.

Nicht zuletzt haben interessierte und aufgeschlossene Patienten durch die Teilnahme an den 36 Einzelübungen und viele, mich konstruktiv unterstützende externe Therapeutenkollegen zum Gelingen dieses Buches beigetragen.

Ihnen allen möchte ich ganz herzlich Dankeschön sagen.

Isny, im November 2014

Wolf-Dieter Fischer

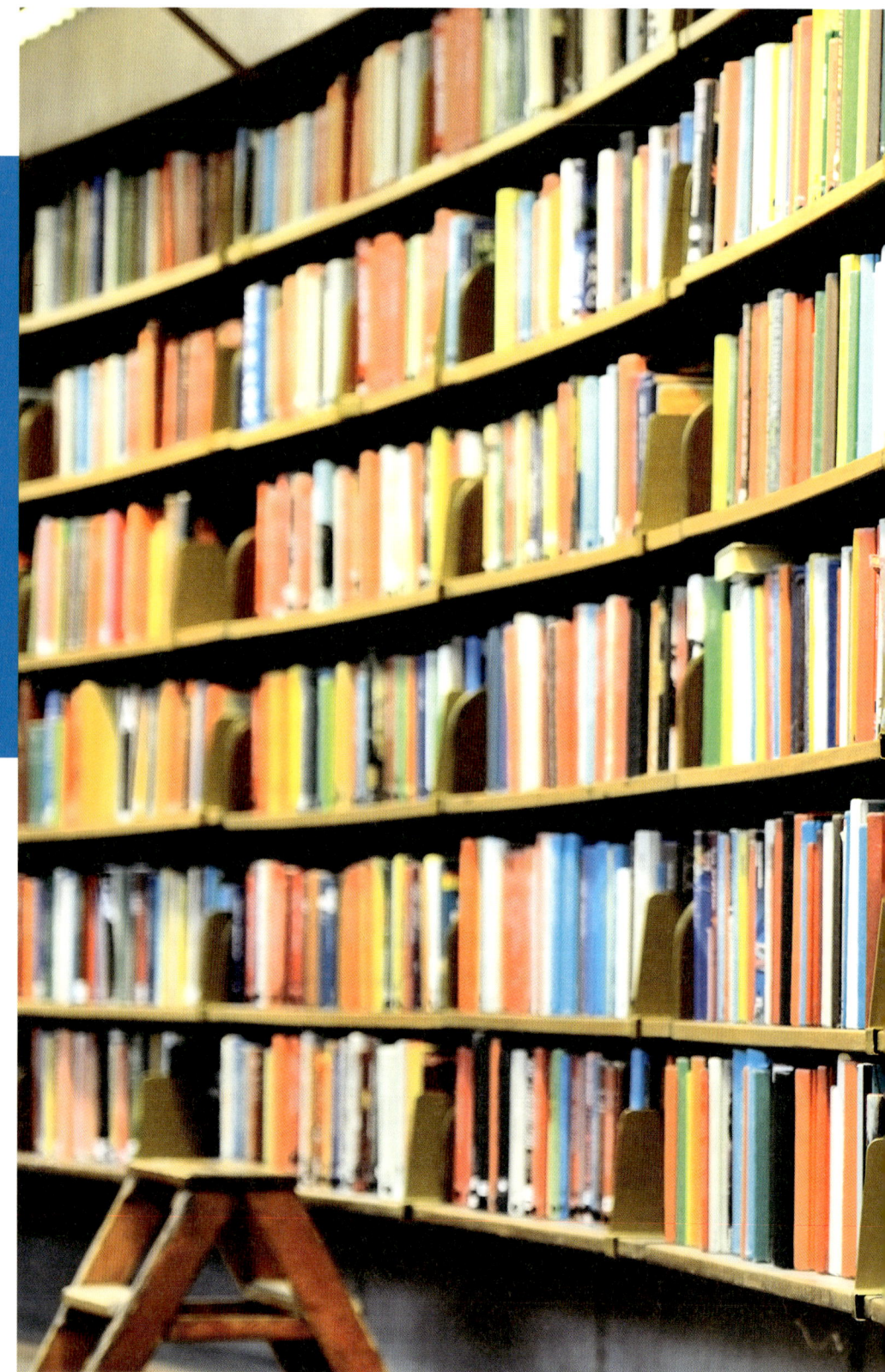

6. Literatur

6. Literatur

Antonovsky, A. (1993): *Gesundheitsforschung versus Krankheitsforschung.* In Franke, A., Broda, M. (Hrsg.), *Psychosomatische Gesundheit. Versuch einer Abkehr vom Pathogenese-Konzept.* dgvt-Verlag, S. 3 – 14, Tübingen

Bauer, J. (2002): *Das Gedächtnis des Körpers.* Eichborn, Frankfurt a. M.

DAKBT(Deutscher Arbeitskreis für Konzentrative Bewegungstherapie), 2013*: Konzentrative Bewegungstherapie, Kurzinformation. DAKBT* Geschäftsstelle, Nürnberg

DAKBT (Deutscher Arbeitskreis für Konzentrative Bewegungstherapie), 2014: *Jahresprogramm 2014, Konzentrative Bewegungstherapie. DAKBT* Geschäftsstelle, Nürnberg

DIMDI (Deutsches Institut für Medizinische Dokumentation und Information (Hrsg., 2005): *Internationale Klassifikation der Funktionsfähigkeit, Behinderung und Gesundheit (ICF).* WHO, Genf

European Commission (2013): *Runter von der Couch: neue Initiative zur Förderung körperlicher Aktivität in Europa.* Europa *Press* Releases IP/13/793

Gräff, C. (2008): *Konzentrative Bewegungstherapie in der Praxis.* Klett-Cotta, Stuttgart

Franke, A. (2006): *Modelle von Gesundheit und Krankheit.* Huber, Bern

Grawe, K. (2004): *Neuropsychotherapie.* Hogrefe Verlag, Göttingen

Gürster, M. (2009) *Mitarbeitermotivation – Die Bedürfnispyramide nach Abraham H. Maslow.* GRIN Verlag, Norderstedt

Kaluza, G. (2011): *Salute! was die Seele stark macht.* Klett-Cotta, Stuttgart

Löllgen, H.: (2013): *Bedeutung und Evidenz der körperlichen Aktivität zur Prävention und Therapie von Erkrankungen.* Deutsche Medizinische Wochenschrift, 138 (44), 2253 – 2259

Ludwig, U. (2007): *Was wir wollen und was wir brauchen – Seelische Grundbedürfnisse.* Eigenverlag Klinik Alpenblick, Isny-Neutrauchburg

Schiller, F. (Autor,1795), Berghan, K. L. (Hrsg., 2008): *Über die ästhetische Erziehung des Menschen in einer Reihe von Briefen.* Reclam, Stuttgart

Schüle, K. & Huber, G. (2004): *Grundlagen der Sporttherapie.* 2. Aufl. Urban & Fischer, München

Schlicht, W., Brand, R. (2007): *Körperliche Aktivität, Sport und Gesundheit. Eine interdisziplinäre Einführung.* Beltz Juventa, Weinheim

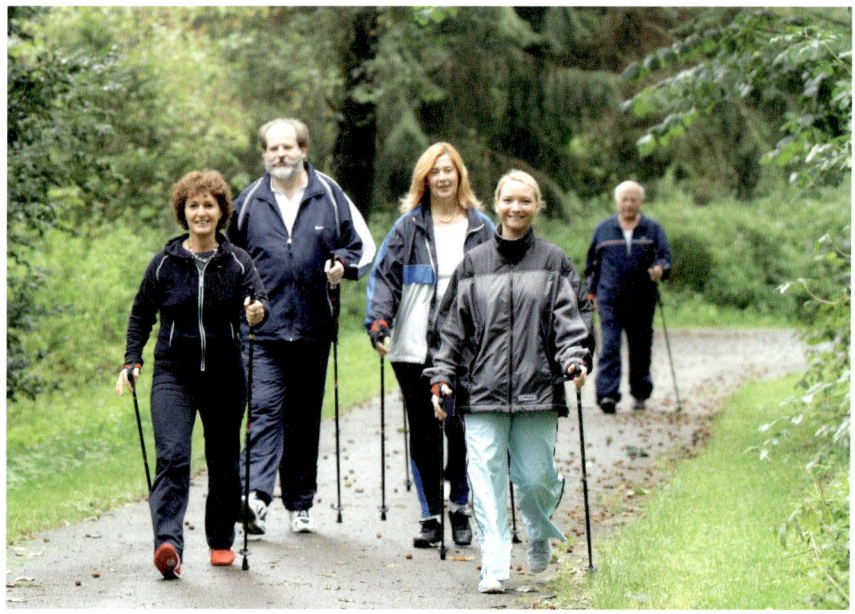

Das Therapeutische Bewegungszentrum

Das Therapeutische Bewegungszentrum, eine von 16 Einrichtungen der Waldburg-Zeil Kliniken, ist auf eine ganzheitlich ausgerichtete Bewegungstherapie
spezialisiert. Es bietet dabei zum einen eine Vielzahl präventiver Angebote für den
Einzelnen, in der Gruppe oder für Unternehmen im Rahmen des betrieblichen
Gesundheitsmanagements. Zum anderen ist es Partner für Therapie und Rehabilita-
tion nach kardiologischen, onkologischen, psychosomatischen oder orthopädischen
Erkrankungen.

Hier finden Sportinteressierte egal welchen Alters, ob Anfänger, Wiedereinsteiger,
mit oder ohne Handicap, oder „Profis" ein abwechslungsreiches Kursprogramm mit
individuell maßgeschneiderten Trainingspläne über eine persönliche Beratung durch
Trainer und Therapeuten.

Schwerpunkte sind:

* Vorsorgeprogramme inkl. Maßnahmen zur persönlichen Gesundheitsförderung
* Seminare zur betrieblichen Gesundheitsförderung „Fit for Life and Business"
* Ambulante Therapie- und Bewegungsprogramme
* Nachsorge- und Auffrischungskurse
* Aus- und Fortbildungsangebote für Sporttherapeuten, Trainer und anderes Fach-
  personal

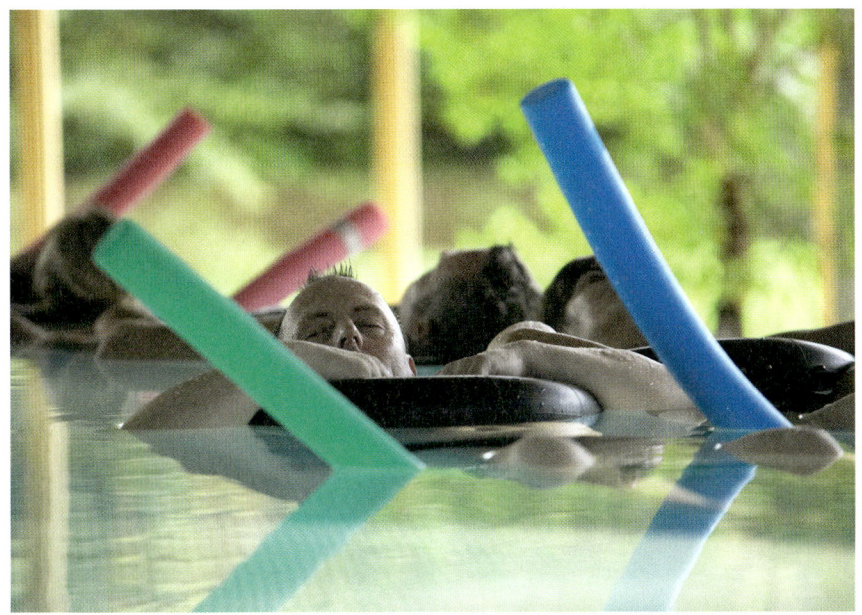

Therapeutisches Bewegungszentrum
Schlossstraße 8
88316 Isny-Neutrauchburg

Service-Nr. 0180-3257615
9 Cent/Min. aus dem Festnetz der T-Com
Die Kosten für Mobilfunk variieren je nach Anbieter zwischen ca. 0,15 Euro/Min.
und 1,00 Euro/Min.

Rezeption
Tel. +49 (0) 7562 71-1151
Fax +49 (0) 7562 71-1195

www.therapeutisches-bwz.de
info@therapeutisches-bwz.de

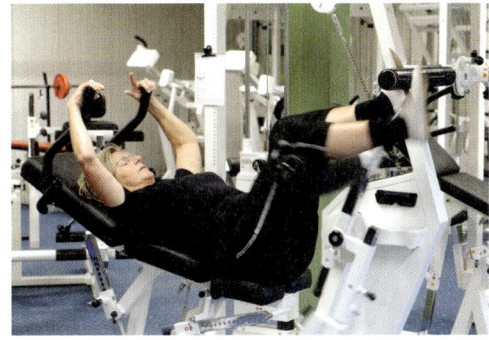

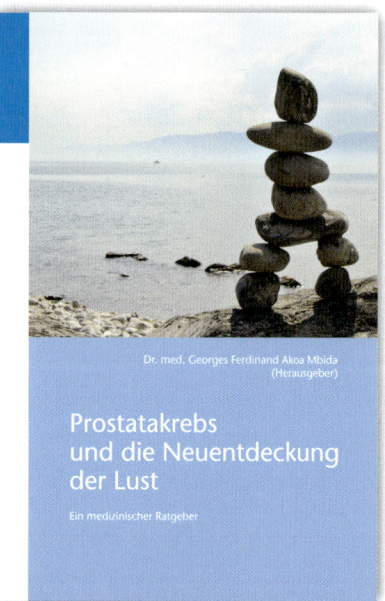